小儿疑难杂病
论治与保健

玉振熹　夏贞莲　李伟伟　主编

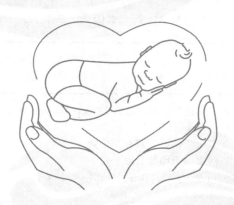

化学工业出版社
·北京·

内容提要

本书主要阐述小儿保健及疑难杂症中医论治及保健，包括反复呼吸道感染、哮喘性支气管炎、厌食症、疳证、小儿感染后脾虚综合征、缺锌综合征、遗尿症、病毒性心肌炎、佝偻病、肾病综合征、原发性血小板减少性紫癜、小儿低热综合征、儿童多动症、抽动-秽语综合征、药毒性耳聋等二十六种病症。该书内容着眼于临床实际应用，以中医理论为指导，重点介绍了如何运用具有中医特色的中医中药实行证候施治。该书适合中医药专业医师、学生及基层医师参考阅读。

图书在版编目（CIP）数据

小儿疑难杂病论治与保健/玉振熹，夏贞莲，李伟伟主编. —北京：化学工业出版社，2020.6
ISBN 978-7-122-36632-0

Ⅰ.①小… Ⅱ.①玉… ②夏… ③李… Ⅲ.①小儿疾病-疑难病-中医治疗法 Ⅳ.①R272

中国版本图书馆 CIP 数据核字（2020）第 069838 号

责任编辑：赵兰江　　　　　　　　　文字编辑：赵爱萍
责任校对：赵懿桐　　　　　　　　　装帧设计：张　辉

出版发行：化学工业出版社（北京市东城区青年湖南街 13 号　邮政编码 100011）
印　　刷：北京京华铭诚工贸有限公司
装　　订：三河市振勇印装有限公司
787mm×1092mm　1/32　印张 6¼　字数 130 千字
2020 年 8 月北京第 1 版第 1 次印刷

购书咨询：010-64518888　　售后服务：010-64518899
网　　址：http://www.cip.com.cn
凡购买本书，如有缺损质量问题，本社销售中心负责调换。

定　　价：38.00 元　　　　　　　　　版权所有　违者必究

编写人员名单

主　　编　　玉振熹　　夏贞莲　　李伟伟
副主编　　梁劲松　　易　蔚　　梁中夏
编　　者

玉振熹　　夏贞莲　　李伟伟
梁劲松　　易　蔚　　梁中夏
农志飞　　王丹谊　　孙继超
吕德祺　　吴要伟　　雍亚云
朱万青　　覃柳菊

前言

　　吾从医 50 年有余，其中致力于中医儿科教学、临床医疗和科研工作 40 多年。余亲身感受到广大群众对中医药的信仰日益提高。有病看中医，主动要求中医中药治病的情景日益凸现的可喜现象。同时在临床医疗中发现部分家长对儿科疑难杂病的中医保健与防治知识的缺乏，尤其是对疑难杂病的保健知识仍较缺乏。为了中医事业的振兴，为了使国宝——中国中医药更好地服务于人民群众，余结合四十年的经验，编著《小儿疑难杂病中医证治与保健》一书，作为从事中医工作的经验总结，奉献给广大读者和朋友，以资帮助广大读者对此之认识，提高对小儿疑难杂病的保健与防治认识，提高小儿的健康水平。

　　本书作为笔者从医的经验一部分，收集和介绍反复呼吸道感染、哮喘性支气管炎、病毒性心肌炎、佝偻病、厌食症、痹证、小儿感染后脾虚综合征、缺锌综合征、肾病综合征、原发性血小板减少性紫癜、小儿低热综合征、儿童多动症、抽动-秽语综合征、药毒性耳聋等二十六种小儿疑难杂病的中医证治与保健方法，奉献笔者的经验。书中各病以西医病名为主，以中医理论为指导，突出中医特色，运用具有治疗特色的中医中药实行证候施治，着眼于临床实际应用，注意吸收近代中医儿科专家的经验；注重名医、专家的经验治疗的收集和介绍，所收集的名医、专家都是当前国内著名的儿科工作者和各院校的教授、各医院主任医师等的临床治疗经验和科研成果。使广大读者，读后能够接受，进一步提高对中医药的认识，更好地掌握中医对小儿常见疑难杂病的保健方法。同时使基层中医和青年中医对疑难杂病的诊疗水平有所提高。

由于作者水平有限，疏漏之处，望批评、指正。

玉振熹

2005 年 9 月 5 日于广西中医药大学

目
录

第一篇　小儿保健

第二篇　小儿疑难杂病中医证治及保健

第一篇

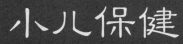

小儿保健

第一章
中医学对小儿保健的贡献

第一节　中医学小儿保健的经验

中医儿科学是中医学的重要组成部分，几千年来，我们的前辈不仅在防治小儿疾病方面积累了丰富的经验，也积累了丰富的小儿保健经验。这些经验，不仅记载在历代医家的各种著作中，更广泛地流传于民间，并为广大人民群众所运用，为中华民族的繁荣昌盛做出了卓越的贡献。如"烧烙断脐法"预防新生儿破伤风；人痘接种预防天花病等，当时在世界医学史上处于领先地位。

保健经验也相当丰富，小儿的保健，强调为了使胎儿有一个良好的天赋，将来聪明，从种子着手，从护胎、养胎开始，提高："种子之道，男子贵在养精，女子贵在养血"。妇女妊娠之后，从护胎、养胎做起。认为儿之在胎，与母同体，得热则俱热，得寒则俱寒，病则俱病，安则俱安，母之饮食起居，尤当缜密，要求在妊娠期间，注意节制饮食，适应天气寒热变化，戒恼怒，少思虑烦恼，注意胎教，以促进胎儿智力和体质的良好发育，确保孕母的身心健康。在精神、营养、劳作等方面，对孕母及胎儿实行保健措施，重视调养，加强品德修养，培养高尚情操，要求孕母目不视邪色，耳不闻恶声，保持良好的精神状态，心旷神怡，劳逸适度，气血和顺。总结了"遂月养胎法"的宝贵经验。

此外，关于小儿去胎毒法、哺养法、生活起居、衣着、沐浴，乃至言行等方面的保健，都有非常成功的经验，在信息时代的今天，仍然有很强的实践性，并为广大群众所接受。

第二节　小儿生理、病理特点和保健方法

小儿从出生起，一直处于不断生长发育的过程中，古代医家认识到，小儿在生长发育过程中，与老年人、青壮年人相比，小儿不仅在形体、生理等方面存在差异，而且在发病、疾病种数及病情演变等方面，也有很多的不同。被后人誉为儿科鼻祖的宋代名医钱乙明确指出："小儿……五脏六腑成而未全……全而未壮。"根据小儿的生理特点。明代著名儿科医家万全更直称小儿为稚阴稚阳之体。

稚即幼稚，嫩小，未成熟的意思。

阴，这里指五脏六腑形体结构，四肢百骸，筋肉骨骼、精、血、津液等有形物质；阳指人体脏腑器官的各种功能活动。

稚阴稚阳，表明小儿时期身体无论是属阴的形、质方面，或是属阳的各种生理功能活动方面，都是不成熟的和不完善的。

稚阴稚阳的意义，表现在病理方面，是小儿抗御外邪

侵袭的能力低，容易感受外邪而发病，而且发病以后，病情变化快，寒证容易变为热证，实证容易变为虚证。若能及时治疗，用药恰当，恢复也相对比成年人快。

小儿生理特点，在脏腑功能方面，主要表现为三脏不足（虚）二脏有余。即"肺气常虚""脾常不足""肾常虚""肝常有余""心常有余"。

肺在人体脏腑中的位置最高，故有华盖之称。肺主一身之气，有主持调理全身脏腑组织功能活动及气血津液等代谢平衡的作用。

肺主皮毛，皮毛是抗御外邪侵袭机体的屏障。肺主皮毛，是指肺气具有宣发卫气和津液，温养、润泽、调节皮毛的作用。肺的生理功能正常，皮毛致密，毫发润泽，抗御外邪侵袭的能力较强（卫外功能得固）。若肺气虚弱，宣发卫气和输精于皮毛的功能减弱，肌腠疏松，抗御外邪侵袭能力低下，人体就容易感受外邪而发病。

脾常不足是指小儿脾（胃）的形质和功能均未发育完善成熟，而小儿不断生长发育，对营养物质的需求是不断增多，小儿的形质和功能与日益增多的营养需求，其不成熟不完善相对更突出。

脾主运化，对食物具有消化吸收，转运输送到全身的生理功能。人体气血津液的生化，依赖于脾所消化吸收的水谷精微。因此，脾又是气血生化之源。因为水谷精气和水液，是机体精气、血和津液化生的原料，也是机体获得营养物质而赖以生存的物质基础，而水谷精微的消化吸收、输送分布，主要依赖脾的运化。所以说，脾为气血生化之源，后天之本。

脾又具有把水谷精微上升转输于心、肺，并通过心、肺的气化作用，生化为气血津液，上布于头目，营养五官诸窍，散发于腠理而润泽皮毛，充实于四肢而促进四肢的运动，营养各脏腑维持脏腑的协调平衡，促进小儿生长发育的正常，抗御外邪的侵袭，达到四季脾旺不受邪。所以脾的运化功能健全与否，在防病与保健养生方面有着重要的意义。李东垣曾有"百病皆由脾胃衰而生"之说。

脾为后天之本，肾为先天之本，肺主一身之气。所以中医学认为，人体正气的强弱与肺脾肾三脏的关系最为密切，正气的强弱是机体与病邪抗争的根本，"正气存内，邪不可干""邪之所凑，其气必虚"。这是前人长期与疾病斗争的宝贵经验总结。

小儿时期，机体正气尚未充盛完善，抗御疾病的能力不够完全，加之小儿对寒热的天气不知自己调节衣着的增减，对饮食不知自己调节控制，很容易感受外邪或饮食损伤脾胃而发病。

小儿的这些生理特点和病理特点，应该是我们做好小儿保健的依据和重点。

一、做好合理的喂养和营养的供给

小儿的哺养，是小儿保健的重要内容和重要一环，也是保护小儿健康成长的重要措施。

（一）母乳喂养与保健

喂养的方式，通常分为母乳喂养、人工喂养和混合喂养三种。这三种喂养方式中，有条件的，应当首选母乳喂养。这不仅是历代医学所主张。目前，世界卫生组织也大力提倡。因为母乳喂养至少有以下的优点。

（1）营养价值高和消化吸收率高。

（2）母乳含有免疫球蛋白和乳铁蛋白，具有增强婴幼儿免疫力的作用。

（3）母乳中的钙磷比例适当，能较好地被婴儿吸收利用。

（4）母乳的乳量能随着婴儿的生长而增加，温度和分泌速度比较适宜。

（5）没有外来污染，几乎为无菌食品，直接喂养，简单方便。

（6）母乳喂养可以避免小儿对牛奶、羊奶等异体蛋白的变态反应（过敏反应）。

（7）母乳喂养还可以促进母子亲情的培养。

（8）有利于母亲对小儿生长发育情况的观察。由此可见母乳喂养应是几种喂养方式中的最佳选择。

（二）保护乳母身心健康，保护母乳质量

中医学认为，劳倦、饮食、情绪都可以是致病因素。为了小儿的健康成长，乳母在哺乳期要注意起居、饮食的保健，应该做到：（1）节劳调神，就是注意劳逸适度，精神愉快、乐观。因为过度劳倦，精神紧张，无论对体力劳动或脑力劳动，都可能耗伤人的正气，影响乳汁分泌而影响乳汁质量；（2）调饮食，乳母的饮食宜清淡而富含营养、易消化，戒膏粱厚味，少吃甜腻、烧烤、辛辣食物，过热过凉之物，因为母食热则乳热，母食寒则乳寒，乳热乳寒均可影响小儿脾胃运化功能，引发呕吐、泄泻、便秘等。

（三）正确掌握哺乳方法

有关哺乳的保健，中医学给我们留下很多的宝贵经验，有的现在仍有它的使用价值，掌握正确的哺乳方法，对母子的健康都有好处。

1. 哺乳前的准备

哺乳前先给小孩排尿，换尿布，洗干净双手，围上围巾（口水兜），以免乳汁漏出浸渍下颌及颈部，发生湿疹。

用温开水洗拭干净乳头、乳晕，挤去宿乳，因为宿乳不易消化，容易使乳汁停滞，损伤小儿胃气，引发呕吐、呃逆、厌食等。《幼幼新书》曾有："夏不去热乳，令儿呕逆；冬不去寒乳，令儿咳痢"。轻柔揉按乳头，使乳汁排出流畅。

2. 哺乳方法

揉按完乳头后，将乳房暴露，斜抱婴儿于怀中，将乳头的大部分乳晕送入婴儿口中，婴儿下唇略向外翻，乳晕上方暴露稍多，使婴儿舌头从下向上裹住乳母乳头和乳晕，婴儿口与乳房含接良好，吸吮方便，也可预防乳头皲裂。乳母宜用食指中指轻捏乳头，适当控制乳流速度，以免乳汁太涌引起婴儿噎呛。

夜间哺乳，宜以臂做儿枕，使乳与儿头持平，方便吸吮，乳母欲睡，要把乳房移开，以免婴儿吸吮过多引起呛呕，或因乳房堵塞婴儿口鼻引起窒息。

3. 哺乳时间

母乳哺乳，新生儿的第一次哺乳，目前主张越早越好，正常足月产的新生儿出生后半个小时内就可让母亲哺乳，认为既可防止新生儿低血糖，又可促进乳母乳汁分泌，并主张母婴同室，最初几天母乳分泌量较少时，也要坚持哺乳，不宜过早加喂牛奶或乳制品，开始第一二个月，可暂不定时，按婴儿需要随时哺乳，此后根据小儿睡眠规律，可每2～3小时喂1次，逐渐延长至3～4小时1次，一昼夜6～7次，每次15～20分钟。根据婴儿吸吮能力及生活能力的不同，可适当延长或缩短每次哺乳时间，以吃饱为准。每次哺乳应将乳房吸空。为了让乳房尽量排空，每次哺乳时应让婴儿吸空一侧乳房，再吸另一侧，未排空一侧用吸奶器吸出，避免过多的乳汁存留在乳房内，影响乳汁分泌。3~4个月婴儿，每3小时哺乳1次，4个月以后每4小时哺乳1次，夜间停哺1次。5~6个月婴儿，每日哺乳可改为5次，逐渐减少夜间喂奶，并养成夜间不喂奶的习惯，让乳母及婴儿有较多的时间休息。

每次哺乳完毕，将婴儿轻轻抱直，头靠母肩，轻轻拍打其背，使吮乳时吸入胃中的空气排出，以防溢乳。

乳母在哺乳期间，乳量不足者，可适当服用中药催乳：黄芪12克，当归10克，王不留行10克，路路通10克，水煎服，每日1剂。或猪蹄与番木瓜炖汤吃。

二、禁忌哺乳情况

（1）乳母刚洗浴之后，不宜马上哺乳。因为热水洗浴，体热蒸腾，乳汁为热气所侵，此时哺乳，热乳会伤害小儿，应当休息片刻，挤去热气，然后哺乳。

（2）乳母在性生活刚结束之后，不宜马上哺乳。因为乳母在性生活时十分兴奋，相火内动，会影响乳汁质量，于儿不利。

（3）乳母饮酒后，酒气未消者不宜马上哺乳，以免酒通过乳汁传给婴儿，引起婴儿酒醉。

（4）乳母遇事大喜大悲，情绪未安定，或婴儿啼哭未定不宜马上哺乳。

乳母患有传染性肝炎、结核病等传染疾病，或癫痫病等遗传性疾病，未治愈之前，可暂停哺乳，以防传染给婴儿。

如母乳充足，可母乳哺养至9个月至1岁，完全断乳，每日哺乳 3～4 次，夜间可以不再哺乳，以便乳母及小儿有较充足的睡眠时间。总之，母乳喂养的保健，不仅可保护婴儿正常生长发育，也要有利于乳母的身心健康。

三、辅食和营养物质的补充

为了满足婴儿生长发育的需要，无论哪一种喂养方式，婴儿到了一定的月龄，都需要增添一定的辅食。

（一）添加辅食

除了补充营养的不足，还可以促进婴儿胃肠道消化吸收功能，为断奶打下基础。添加辅食的原则：由一种到多种，由少量到多量，由稀到稠，由淡到浓，循序渐进。辅食的添加目的是补充单纯哺乳时的不足，故必须有单纯哺乳时所缺乏的营养物质，考虑到小儿还没有咀嚼能力，开始应以糊状、酱状、非粗纤维食品为主。开始的辅食以米糊、麦糊、蛋黄末、鱼泥、肝泥等为宜，汤类如青菜汤、番茄汤、胡萝卜汤等。后来可增加饼干、馒头、肉末、菜泥等。每次尽量只加一种，先给小量，待小儿能适应后，再渐加量，然后酌加一两种，也从小量开始。

（二）补充营养物质

人体所需的营养物质包括水、蛋白质、脂肪、碳水化合物（糖类）、维生素和矿物质等。蛋白质、脂肪和碳水化合物是供给人体热量的来源，维生素和矿物质及水虽然不供给热量，但也是人体所必需的营养物质，都需要注意补充。

1. 水

水是人体除空气以外不可缺少的物质，小儿年龄越小，需要越多，婴儿 100～150 毫升/（千克·天），3～7 岁 90～

110毫升/（千克·天），14岁50～60毫升/（千克·天），如果喂食牛奶，适当增加给水量，以帮助排出体内无用的物质及盐类。

2. 蛋白质

蛋白质是人体组织细胞及身体内液体的主要成分，也是维持机体抵抗力的物质。蛋白质被摄入胃肠后，分解成氨基酸，才能被人体利用。小儿在生长发育过程中需要八种必需氨基酸。每种食物蛋白质的好坏，主要由其所含的必需氨基酸的成分来决定。牛奶中蛋白质的含量比人乳高，但质量不如人乳。乳、蛋、肉、鱼及豆类食物中的蛋白质含量较高。但谷类食物含人体需要的氨基酸较少，所以不能长期用一类谷类食物喂养小儿，宜选用多品种食物喂养，以便互补其不足。蛋白质供给不足，可引起肌肉软弱、发育不良、免疫力弱、水肿、贫血等。蛋白质摄入过多，可引起便秘、消化不良、食欲缺乏等。

3. 脂肪

脂肪是供给热量的主要物质，有利于脂溶性维生素的吸收，防止体内热量的散失，保护脏器不受损伤。人体的脂肪主要来自所吃的食物，或由糖、蛋白质转化而成。蛋黄、肉类、肝类、鱼类和食用油都含丰富的脂肪。

若脂肪长期供给不足，就会消耗体内的蛋白质、糖类，引起体重不增加、营养不良、生长迟缓等，应注意补充乳类、蛋黄、肉类、肝类、鱼类和植物油等。

4. 维生素和微量元素的补充

维生素和微量元素均是人体维持生命所必需的物质，且不能在体内合成或合成少量，必须由外界供给。可以从食物中摄取。

各种维生素及微量元素的功能和每日需要量及主要食

物来源见下表（表 1-1、表 1-2）。

表 1-1 各种维生素的功能和每日需要量及主要食物来源

营养物质	功能	每日需要量	主要食物来源
维生素 A	促进生长发育，维持上皮组织的完整性，增加皮肤及黏膜的抵抗力，间接抵抗感染	2000～5000 国际单位	肝、肾、鱼肝油、乳类,有色的蔬果:如胡萝卜、南瓜、西红柿、柿、桃、香蕉等
维生素 B_1	促进生长发育，调节糖类代谢及全身系统的功能，维持神经、心肌的功能活动	1～2 毫克	米糠、麦麸、豆类、花生、酵母。内细菌和酵母可合成部分
维生素 B_2	参与蛋白质、脂肪、糖类代谢，维持口腔、皮肤及眼的健康防止其病变	1～2 毫克	肝、蛋、乳类、蔬菜、酵母
维生素 B_6	参与神经、氨基酸及脂肪的代谢	1～2 毫克	各种食物,可在肠道内由细菌合成
维生素 B_{12}	促进细胞及细胞核的形成，对神经及造血功能起到主要的作用	约 1 微克	动物食品、肝、蛋、肉类
维生素 C	参与身体各种代谢过程，对增强机体抵抗力及红细胞的生成起主要作用	100 毫克	各种水果及新鲜蔬菜
维生素 D_3	调节钙、磷代谢，促进骨骼、牙齿的发育	400 国际单位	肝、蛋、鱼肝油,人体皮肤中 7-脱氢胆固醇经阳光照射后形成

续表

营养物质	功能	每日需要量	主要食物来源
维生素E	调节蛋白质、脂肪的代谢,保护细胞膜,抗衰老	未明	绿叶菜、豆类、坚果

表 1-2　各种微量元素的功能和每日需要量及主要食物来源

营养物质	功能	每日需要量	主要食物来源
钙	构成骨骼与牙齿成分;镇静神经与凝血作用	0.5~1克	绿色蔬菜、乳类、蛋类
磷	构成骨骼与牙齿成分,协助脂肪、糖类及蛋白质代谢,参与缓冲系统,维持酸碱平衡	0.24~1.2克	乳类、肉类、蛋类、谷类、水果
铁	造血,帮助机体氧的输送	6.16毫克	肝、蛋黄、血、豆类、肉类、绿色蔬菜
锌	为不少酶的组成部分	3~15毫克	各种食物中,以动物性食物的锌利用率最高
镁	构成骨骼、牙齿成分,参与细胞代谢,调节神经肌肉运动	200~350毫克	谷类、豆类、肉类、坚果、乳类
铜	造血和参与机体的代谢	1~2毫克	肝、肉、鱼

四、断乳和断乳后的饮食保健

1.断乳

俗称戒奶,断奶。母乳喂养,由于婴儿随着月龄的增长，乳母逐渐减少哺乳的次数，直至完全断绝的过程。母乳喂养一般8个月至1周岁，最长者不超过2周岁。

断乳要依据婴儿的饮食情况和乳母的乳汁质量及分泌情况而定。一般地说，乳母的乳汁分泌较多，婴儿的食欲良好的，吃其他食物又较少的，可以适当延长断乳时间。断乳要根据季节和婴儿的健康情况选择较凉爽的春、秋季节，不宜选择以下情况断乳：

（1）不要在夏季断乳；（2）不要在小儿患病初愈时断乳；因为这两种情况，小儿消化力较弱，容易患腹泻、厌食和加重病情。据笔者调查，许多乳母是根据自己工作（上班）情况，决定给小儿断乳，这也是不科学的。

断乳是婴儿喂养中的一个重要工程，不能急躁，要慢慢来，要有耐心和恒心，初断乳时，有的婴儿会烦躁不安，吵着要吃乳，乳母要安抚婴儿，可以给牛奶等食物。逐渐减少哺乳的次数和哺乳量，或延长两次哺乳之间的时间。

2.断乳后的饮食保健

（1）乳制品的选择：断乳后，完全转入人工喂养。人工喂养开始，为了适应婴儿的消化吸收，以鲜牛乳、羊乳等代乳品为主。首先选择适合的乳类食物。

人工喂养以配方奶粉最为普遍。

奶瓶以直式为宜，便于清洁，奶嘴应软硬适宜，奶嘴孔的大小由婴儿的吸吮力而定，以奶瓶盛水倒置，水能连续滴出为宜，每次哺喂前需试奶汁温度，以不烫手为宜。除特殊情况外，应抱起哺喂，卧位需将床头抬高，使小儿侧卧，尽量不用布带条吊起瓶奶给小儿哺喂，以免吸入空气、呛奶，甚至堵塞气管发生意外。

每次哺喂5～10分钟，患病婴儿或者早产儿可适当延长时间，哺喂完后，哺喂用的食具洗净并消毒，随着月龄的增长可适当减少哺喂次数。

（2）辅食的选择：部分农村，在婴儿一个月以后过早开始喂米糊或者糊类食品，不宜提倡；一般在 6 个月以后才喂糊类食品，并注意辅以其他食物，如鸡蛋黄、菜泥等。鸡蛋先以蛋黄为主，将整个鸡蛋煮熟，剥壳去蛋白，取 1/8～1/6 蛋黄加开水少许，用勺调匀成糊状，不可太稀或太稠，成半流状，用小勺喂食，然后观察婴儿的反应，只要孩子肠胃适应，不腹泻、不呕吐，可以在 3～5 天后逐渐增加蛋黄量。7～9 个月的婴儿的辅食可以是略带颗粒的软烂食物，如肉泥、鱼泥、稠粥、煮烂的面条、软水果等。10～12 个月的婴儿就可以食用软烂固体食物了，如软饭、小饺子、馄饨等。

鱼泥最好选用具有补血、消食等营养价值和医疗作用的，可选骨头较少较粗的塘角鱼、黄鳝作为原料。

第二章 各年龄期小儿的保健原则

第一节 围产期的保健

国际上以妊娠 28 周至小儿出生后 7 天称为围产期。这个时期死亡率高，20 世纪 70 年代国内城市的调查统计为 20％左右。其主要死亡原因是缺氧，宫内生长障碍，早产、产伤和感染。因此，保健原则为：做好围产期的产前检查，对某些遗传性疾病及先天性畸形做好产前诊断，并加强对胎儿成长及成熟的监测，利用产前检查的保健门诊，进行母乳喂养的宣传教育，增强妊娠期的营养，动员、教育孕妇戒烟、戒酒、节制房事、避免过度疲劳、高龄妊娠、多次人工流产等，减少早产率，治疗心、肾等慢性疾病，减少宫内生长障碍等。

第二节 新生儿期的保健

新生儿期指出生后 28 天内。小儿初生，离开母体，由宫内生活转入胎外生活，生活上发生了很大的变化，我们必须给予细心的照料，精心的护理。此时最重要的工作是：
①断脐；②拭口；③脐部保健等。

一、断脐

中医文献的断脐方法——烙烧法，曾是世界领先的断脐方法。如《幼幼新书》载："断脐不得以刀子割之"。《医宗金鉴》有："婴儿初生，先用剪刀向火烘热，剪断脐带，次用火器烧绕脐带，烙之"。现在新法接生，断脐方法很科学，其中包括一种预防医学思想：用消毒的（通常是煮沸消毒或蒸汽消毒）的剪刀剪断脐带然后消毒，予以包扎。

二、拭口法（去胎毒法）

中医认为胎儿出生，禀受胎中之毒。历代医家均认为：孕妇在妊娠期间，好食辛辣肥甘，可致酿成五脏热毒；孕母忧思郁怒太过，可致五志化火；父母患淋病、病毒性肝炎等，皆可移毒于胎儿；孕母用药燥热遗于胎儿；或出生时口中秽物下咽腹中而成胎毒之患。我国从 20 世纪 70 年代起，部分医务工作者，应用中医中药预防新生儿溶血症取得了成功，从一个侧面说明中医中药在预防新生儿疾病方面取得一定的成绩，也说明中医胎毒学法和去胎毒的医学思想。

新生儿去胎毒法是一种用药物清除从母体带来的热毒，用以预防某些疾病的方法，常用方法如下。

（一）内服法

（1）银花甘草汤：金银花 6 克，甘草 3 克，加水 150

毫升，煎服 100 毫升，分 3 次服用，每日 1 剂。

此方甘寒，适宜于全身性去胎毒，预防感染性疾病如脐炎等发生。

（2）生大黄汤：生大黄 3 克，沸水浸泡后，或略煮，取汁滴于小儿口中，胎粪能下后即停服。脾虚气弱便溏者禁用。

此方系古方，以通过胎粪去肠胃内胎毒为主，预防小儿各种疮毒的发生。

（二）外用法

（1）银花甘草汤：金银花 6 克，甘草 3 克，野菊花 6 克。加水 300 毫升，煎取 200 毫升，洗涤全身或煎取 120 毫升，拭口，每日 3 次。

此方为银花甘草汤加野菊花而成，预防新生儿各种疾病及疮毒。

小儿皮肤嫩薄，洗拭时动作宜轻，勿伤及小儿皮肤，药汁不宜过热烫伤小儿皮肤。

（2）苦参汤：苦参 15 克，加水适量，煮汁外洗。药汁温度适宜，不要过热或过冷，小儿皮肤柔嫩，过热易烫伤小儿皮肤，过冷则易于受惊受凉。

有的家长，新生儿出生后洗净恶血秽物，即给予小儿喂养珍珠末 1/3 瓶或 1/2 瓶，或黄连 3 克，煎水服，连服 3～5 天。珍珠末或黄连均为寒凉之品，初生儿胃肠功能不足，使用不当，易致脾胃虚寒引起慢性腹泻。要慎用！

三、脐部保健

脐部保健是新生儿保健的重点，常用于脐带结扎不善，护理不当，为不洁之物如洗涤时污染，而致脐中湿润久而不干，发生脐湿，或脐部护理不当，结扎过于松弛，血从脐中溢出，发生脐血，或因小儿体虚，小肠系膜突入脐中而发脐突，还有由于母体素质湿热之邪，传于胎儿，或胎产之时，或出生之后，感受湿热之邪，未及排泄，蕴蓄于内发于外而为黄疸病。

因此，必须注意断脐结扎适当，加强对脐部的护理和保健，保持脐部干燥、温暖、清洁，勿被冷风、水湿、秽污浸入，洗澡后要拭干脐部，脐带脱落后，可外涂些渗脐粉。用消毒纱布、棉花包裹，避免衣服摩擦损伤、感染。

四、新生儿黄疸

婴儿出生后，以皮肤、面目出现黄色为主症，数日后即自行消退，称为生理性黄疸，与禀赋有关；若数日未见消退，甚或加重，或兼见其他症状，则为病理性黄疸，多由胎毒，或因感染邪毒所致。无论是生理性黄疸或病理性黄疸，均可予中药茵陈四苓汤服。

方药：茵陈末 5 克，泽泻 5 克，茯苓 8 克，猪苓 5 克，丹参 4 克，白术 6 克，加水 300 毫升，煎取 100 毫升，分 3 次服，每日 1 剂。

第三节　婴儿期的保健

婴儿期是由出生后 28 天到 1 岁的阶段，这个时段婴儿生长发育特别迅速，脏腑功能也在继续发育和完善，保健重点是强调饮食和哺养，坚持与提倡母乳哺养，指导合理营养，及时添加辅食，预防饮食太过，损伤脾胃，预防积滞疳证，多做些日光浴，预防佝偻病的发生。同时注意按时接受计划免疫接种。注意护理与哺养，此期对营养的需求高，婴儿脾胃功能薄弱，消化力弱，抗病力差，容易感染疾病，容易发生腹泻和营养紊乱，注意做到"乳贵有时"。

第四节　幼儿期的保健

幼儿期是指 3～7 岁的阶段，又称学龄前期，此时期的幼儿发育迅速，以神经精神发育为主，与成人接触密切，理解和模仿能力增强，语言、思维逐渐丰富，好学爱动，有高度的可塑性。

幼儿期保健的重点是培养良好的道德品质和良好的卫生习惯。如饭前、便后洗手，晚睡前及晨起刷牙等。此时期由于幼儿与外界接触广泛，容易患各种传染病等。没有必要不带幼儿到温差大、人多密集的公共场所玩耍，做好保健、预防工作，注意防止中毒、触电、水火烫伤、跌扑、溺水等意外事故的发生。

第五节　儿童期的保健

7～12 周岁为儿童期，又称学龄期，此阶段的小儿体格发育稳步增长，思维分析能力、体力活动均有进一步发展，已能适应学校生活、社会环境，对各种流行疾病的抗病能力增强，疾病的种类及表现基本接近成年人，这是长知识、接受教育的重要时期。保健重点：注意劳逸结合，要保证充足的睡眠时间，家长切莫增加小儿的思想负担，要因势利导，做到德、智、体全面发展，保护视力，预防龋齿的发生，充分保证饮食的营养，不偏食、挑食。

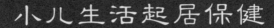

第三章
小儿生活起居保健

　　小儿的生活起居保健，同样是小儿保健的重要内容，它包括衣着的调节、睡眠时间与方法、体格锻炼、智力开发等方面。

一、居室与保健

　　小儿居室应空气流通，阳光充足，冷暖燥湿适宜。

　　早产儿体温调节能力差，对外界环境的适应能力也差，室内必须保持适宜的温度和湿度。

　　早产儿及新生儿，尽量避免与有病的人接触，以免传染。

二、小儿睡眠的保健

　　小儿无论在机体形质、脏腑功能还是精神意志方面，都在不断地向成熟、完善方面发展，因此，需要有充足的睡眠时间，以保元气，促进生长发育。初生婴儿，除吮乳以外，几乎都在睡觉。小儿的睡眠时间随着年龄变化，年龄越小，睡眠时间越长，一般地说，平均睡眠时间是初生儿2个月前每日20小时；2个月月龄16～18小时/日；4个月月龄15～16小时/日；9个月月龄14～15小时/日；12个月月龄13～14小时/日；15个月月龄13小时/日；2岁小儿 12 个半小时/日；3 岁 12 小时/日；5 岁 11 个半小时/日；7 岁 11 小时/日；7 岁以上 9～10 小时/日。

为了保证小儿有充足的睡眠时间，小儿居室主要保持环境安静，光线适宜，空气新鲜。训练有规律的睡眠习惯，大人抱着或背着小儿睡，或口含乳头、吮指等入睡都是不良习惯，应尽量纠正。

三、小儿体格锻炼与运动

暖和的阳光，新鲜的空气，对小儿的健康和发育非常有益，所以古人主张小儿宜时见风日，才能堪耐风寒，少生疾病。多日不见风日，则肌肤脆弱，便易伤损。古人的这些经验，对于预防五迟、五软（佝偻病）等是非常重要的，也很符合科学道理，所以适当地给小儿做日光浴很有必要。

小儿食后，有一定的时间活动，才能促进脾胃的运化，不宜食后即睡，以免食停中脘不化，发生呕、泻、疳、食积等证。

历代医家还认为，小儿玩弄嬉戏，勿给真枪实弹刀剑等锐利杀伤之物，以免损伤自己或他人；不玩蜂蚁虫蝎，以免虫蚁入耳或中毒；也莫含钱币、铜针、竹筷、竹签等物以免刺伤咽喉；勿近水火，以免溺水或火灾。

四、智力开发

人非生而知之，耐心教育与勤奋学习，是知识积累的必经之路。

五、小儿饮食保健

有些食品虽然好吃，但不宜作为小儿食品或多食。

1. 蜂蜜

虽味甜，富含营养，营养价值高，是滋补的高级保健品。但，蜂蜜有滑肠的药效，有些小儿服后引起腹泻，所以，对于儿童不宜作食品食用或多服、久服。

2. 巧克力

许多家长认为巧克力是一种营养丰富的食品，其实巧克力含糖较多，脂肪含量偏高，含蛋白质少，饭前过量食用会产生饱腹感，从而影响小儿的食欲引起厌食，故不宜多吃。而且，巧克力中含有使神经系统兴奋的物质，容易导致孩子过度兴奋难入睡。

3. 冷饮

冷饮主要是糖，这种成分有很强的饱腹作用，常吃冷饮可以引起胃液分泌减少，消化功能减退，还能引起胃痉挛和腹痛，严重影响小儿的健康。

4. 具有刺激性的食品

小儿不宜吃有刺激性的食品如辣椒，胡椒；也不宜吃油炸食品，如油条、炸馒头片、炸鱼等干燥煿灼之品。

第四章
小儿病后的饮食保健

无论是什么病证，都会影响脾胃的运化功能，出现食欲不振、呕吐、泄泻等症状。

病后小儿的饮食保健，对促进小儿恢复元气和健康是非常重要的。小儿病后的饮食保健原则是：富含营养，容易消化吸收，由少到多，从淡到浓，小儿病后脾胃功能薄弱，消化力低下，常常感觉口淡无味或口苦，不思食，所以要给予孩子能增进食欲的饮食，可供白米粥、莲子粥、淮山粥、塘角鱼粥、黄鳝粥、淹酸梅等，以清淡、多样化为好。辅食可以给予山楂汁、猕猴桃汁、甘橙汁等酸果汁，以增进食欲。以后逐渐给清鸡汤面条、馄饨、饺子或菜泥粥、瘦肉末、猪肝粥等。少吃多餐，"常带三分饥"为宜，有利于小孩对饮食物的吸收。以后根据小儿脾胃消化功能及食欲情况，逐步补充优质蛋白质，以补充疾病的消耗和代谢，以免病后营养不良，多饮用牛奶，多吃些鸡蛋、鱼、瘦肉、豆腐等优质蛋白质含量高的饮食。

还需补充维生素 A、维生素 C 等以促进小孩机体的恢复。待小儿消化功能完全恢复后，还需注意给粗纤维食物以保持大便通畅，多吃些香蕉等新鲜水果，以及新鲜蔬菜等。

服药禁忌：

患病以后，不管服中药或西药，都要注意忌口。

（1）佝偻病多属于虚证，常用黄芪、党参、沙参等补益中气的药物，不宜同时吃白萝卜，解补益等作用的食物。

（2）哮喘，气喘初期的患者，勿吃鱼特别是鲮鱼之类的食品。

（3）无论发热或不发热，坚持1日3次测量体温（上午8时，中午12时，下午4时），如怀疑发热，临时再量1次。

第二篇

小儿疑难杂病中医证治及保健

本篇介绍反复呼吸道感染、哮喘性支气管炎、病毒性心肌炎、厌食症、积滞、疳证、缺锌综合征、营养缺乏性贫血、肾病综合征、原发性血小板减少性紫癜、小儿低热综合征、小儿感染后脾虚综合征、儿童多动症、抽动-秽语综合征等疑难杂病的中医证治与保健等常识，供广大读者和家长参考。

第一章
反复呼吸道感染

呼吸道感染是儿科常见疾病，在儿科门诊中占 30％左右，以咽炎、扁桃体炎最为常见。

鼻、咽、喉、扁桃体都属于上呼吸道。咽炎、扁桃体炎为上呼吸道感染。支气管、气管、肺属于下呼吸道。支气管炎、气管炎、肺炎为下呼吸道感染。不论上呼吸道感染或下呼吸道感染均有 40％反复发作，呼吸道感染反复发作称反复呼吸道感染。

一、诊断依据

反复呼吸道感染的诊断依据，据 2007 年中华医学会儿科学分会呼吸学组制定的判断条件是：

0～2 岁，每年上呼吸道发病 7 次，下呼吸道发病 3 次；

3～5 岁，每年上呼吸道发病 6 次，下呼吸道发病 2 次；

6～12 岁，每年上呼吸道发病 5 次，下呼吸道发病

2 次。

两次感染间隔时间至少 7 天以上，上呼吸道次数不够，可加上下呼吸道感染次数计算。

凡发病次数超过以上规定次数的，可诊为反复呼吸道感染。

二、中医证治

本病的治疗，急性发作期以治咽炎、喉炎、扁桃体炎、支气管炎、肺炎为主，缓解期以治肺、治脾、治肾为主，以补虚增强抗病能力，减少发病次数为主，符合中医的急则治其标，缓则治其本的治疗原则。

咽炎、喉炎、扁桃体炎以咳嗽为主症，属中医咳嗽的范畴，常以咳嗽论治。咽炎引起的咳嗽，又称咽炎性咳嗽。

（一）急性发作期

1. 风热咳嗽

主要症状：流涕，干咳无痰或呛咳少痰，不易咳出，咽痛或头痛，发热或不发热，不思饮食，但饮。检查可见咽部红肿或有滤泡增生，或扁桃体红肿。

治疗：利咽止咳，消肿止痛。

方药：利咽止咳汤（编者经验方）加减　一点红 10克，磨盘草 10 克，桔梗 8 克，浙贝母 6 克，蝉蜕 6 克，甘草 6 克，岗梅根 10 克。

加减：痰多加法半夏 6 克；纳少加麦芽 8 克；汗出多加浮小麦 10 克；咽干痰黏不易咳出加葶苈子 6 克；发热加冰糖草 8 克。

用法：水煎服，每日 1 剂。

2. 燥热咳嗽

主要症状：干咳无痰或痰少而黏，口燥咽干，或有头痛、身痛，唇红舌红，苔薄白而干燥，脉数。

治疗：宣肺润燥。

方药：桑杏汤加减　桑叶 6 克，南杏 6 克，沙参 8 克，梨皮 8 克，浙贝母 6 克，岗梅根 10 克，鱼腥草 10 克。

用法：水煎服，每日 1 剂。

3. 肺热咳嗽

主要症状：流黄稠涕，咳嗽有痰，痰稠，面赤，口干渴欲饮，或舌红，苔薄黄或指纹青紫。检查：扁桃体肿大，咽红。

治疗：肃肺镇咳。

方药：泻白散加减　桑白皮、地骨皮、甘草、浙贝母 6 克，桔梗 6 克，麦冬 8 克。

加减：久咳不愈，体虚者加生脉散，麦冬 8 克，太子参 8 克，五味子 3 克，岗梅根 10 克。

用法：水煎服，每日 1 剂。

（二）缓解期

1. 肺气虚证

主要症状：咳嗽，动则气短，懒言声低，自汗，盗汗，怕冷脚凉，反复感染，睡眠不佳，时时清嗓。

治疗：益气固表，止咳。

方药：人参五味子汤加减　党参 10 克，麦冬 8 克，五味子 3 克，茯苓 8 克，白术 6 克，甘草 3 克，浮小麦 10 克，岗梅根 6 克。

用法：水煎服，每日 1 剂。

2. 营卫不和

主要症状：面色无华，神倦，自汗，盗汗，咳嗽不频，食欲不振。

治疗：调和营卫，摄阴护阳。

方药：人参黄芪五物汤加减　党参 8 克，炙黄芪 10 克，桂枝 3 克，白芍 8 克，炙甘草 6 克，煅牡蛎 10 克，浮小麦 10 克。

用法：水煎服，每日 1 剂，连服 20～30 剂。

3. 肺阴虚

主要症状：咳嗽、干咳无痰或痰黏稠不易咳出，或痰中带血丝，形体消瘦，声音嘶哑，大便干结，潮热，盗汗，自汗，咽干舌燥，五心烦热。舌红少津，少苔或无苔，脉细数。

治疗：益气养阴。

方药：生脉散合沙参麦冬汤加减　太子参 10 克，麦冬 8 克，五味子 3 克，沙参 8 克，白芍 6 克，牡丹皮 6 克，浙贝母 6 克，甘草 6 克。

加减：咳嗽气喘加苏子 8 克；低热或潮热加银柴胡 6 克；痰中带血丝加藕节 6 克。

用法：水煎服，每日 1 剂，连服 30 剂。

三、外治法

1. 壮医风蛋疗法

取热滚法。

材料准备：捣烂的百部根 20 克，卜芥根 20 克，向日葵根 20 克，生姜 30 克，葱白 20 克，艾叶 20 克，按滚蛋疗法中准备材料的步骤完成准备工作。用此药物与鸡蛋共同煎煮。

滚蛋操作：取煮好的温热蛋 1 枚，趁热在头部、额部、颈部、胸部、背部、四肢和手足心依次反复滚动热熨，以颈部、胸部、背部为重点，直至微汗出为止。滚蛋后，擦干汗液，令患者盖被静卧即可。

治疗疗程：根据患者病情，至症状缓解，以及蛋黄表面隆起的小点减少或消失为止。一般 3～5 次即可治愈。

2. 壮医药线点灸疗法

取穴：天突、水突、膻中、风门、肺俞、内关、劳宫等。

随症配穴：恶寒加太阳、大椎、风池、合谷；发热加背八穴；干咳无痰加手三里、曲池；咳嗽痰多、不易咳出加中脘、足三里、四缝；痰黄浓稠、不易咳出加里内庭、丰隆；咳声无力、气短懒言加手三里、曲池、关元。

四、名医、专家治疗经验

（1）当代中医学家、儿科专家、南京中医药大学江育仁教授在防治本病时指出：“不在邪多，而在正虚”。以调和营卫为防治小儿反复呼吸道感染的基本治疗法则。选用黄芪五物汤为主方（黄芪，桂枝，白芍，炙甘草加浮小麦、五味子等）辨证论治，加减化裁。其博士研究生天津中医药大学马融教授用本方加减治疗 86 例，有效率 86%。

（2）上海市名老中医、儿科专家、上海市儿童医院徐蔚霖依据数十年的经验，拟定根全 1 号方（党参、沙参、白术、十大功劳叶、仙鹤草）。气虚多汗加黄芪 9 克，糯稻根 30 克；贫血加何首乌 9 克；夜不安加首乌藤（夜交藤）9 克；纳滞加麦芽、谷芽各 9 克；大便干结加全瓜蒌 9 克，麦冬 6 克；口干加石斛 9 克。经上海儿童医院丁惠玲医师应用，指导治疗 100 例，显效 52 例，有效 40 例，无效 4 例（《中医杂志》1998 年）。

（3）山东中医药大学须鹤瑛教授认为本病的发病机制为

正气虚，用自拟的扶正汤（党参、黄芪、淫羊藿、丹参等）治疗 120 例，以西药左旋咪唑作对照，治疗及停药后半年内，发病次数、症状减轻、疗程缩短等分别为 32 例、11 例；有效 77 例、28 例，无效各 11 例，总有效率 90.8%、78%（$P<0.05$），中药组明显高于左旋咪唑组（《山东中医杂志》1995 年）。

五、效方、单方

1. 强力防感口服液

广东省珠海中医院副院长、主任医师张亮用"强力防感口服液"（海龙、黄芪、白芍、生牡蛎、红枣）（10 毫升，含 1 剂量），小于 3 岁服 5 毫升，3～6 岁服 10 毫升，每日 2 次。连用 60 日，治疗 40 例，另对照组 50 例。结果显示中药治疗组，血清免疫球蛋白有明显上升，症状减轻，与对照组有显著差异，$P<0.001$（《湖南中医药》1991 年）。

2. 益肺健身合剂

山东中医药大学附院张湘主任医师认为复感儿多因肺虚、肾阳虚、气虚血瘀所致，用自拟的"益肺健身合剂"（菟丝子、黄芪、太子参、葛根、当归、赤芍各 6 克，防风、甘草各 3 克），小于 2 岁，5～8 毫升/次，大于 2 岁，8～10 毫升/次，日服均 2 次，疗程 50～60 天，观察 96～120 天，总有效率 95.1%，治疗 305 例（《中西医结合杂志》1995 年）。

六、调养保健

（1）患病的小儿要注意适当休息。

（2）多饮温开水，补充体内的水分，帮助退热。

（3）注意患儿的口腔清洁，常漱口，如患儿口气秽臭，可在内服中药中加荷叶，芳香清热，醒胃。

（4）要按时服药，以防疾病发展和并发症的发生。

七、起居生活保健

（1）注意体格锻炼，多做户外活动，增强体质，提高小儿的抗病能力。

（2）保持居室的空气流通、新鲜。

（3）注意日常寒暖的调节，夜间睡觉要防止小儿受凉，疾病复发。

（4）少带或不带小儿到空气混浊，空气温差大，人多的公共场所，避免交叉感染。

（5）讲究卫生，勤洗澡，常换衣。

八、饮食保健

（1）科学合理地安排饮食，食物要有营养、易消化、易吸收。

（2）患病期间，饮食宜清淡，少吃煿灼食品。

（3）不偏食，不挑食，不吃零食，少吃冷饮，多吃新鲜蔬果。

（4）咳嗽有痰，鼓励孩子把痰咳出，必要时家长用手轻拍小儿背部，帮助把痰排出。

九、反复呼吸道感染患儿的食谱

1. 黄芪瘦肉粥

配方：黄芪 10 克，瘦猪肉 50 克，大米 50 克。

功效：补虚敛汗。

制法：先将大米洗净，加水适量，煮成稀粥。将黄芪、瘦猪肉分别洗净，黄芪切成细片，瘦猪肉剁成肉末。粥煮成后将肉末及黄芪片放入粥内，再文火慢煮 20 分钟。

用法：待温或凉后服，1 次吃不完，分 2 次。

2. 青果茶

配方：青果 6 克，胖大海 10 克，岗梅根 10 克。

功效：利咽清热。

制法：上药分别洗净，混合，加水适量，煮成 400 毫升，或浸泡成茶。

用法：用于小儿扁桃体炎，咽部发炎者，当茶饮。每日 1 剂。

3. 橄榄乌梅茶

配方：橄榄 30 克，乌梅 6 克，白糖适量。

功效：利咽润肺。

制法：前 2 味分别洗净，橄榄捣烂，与乌梅混合，加水适量，煎成 500 毫升，调适量白糖。

用法：当茶饮，适用于咽红肿者。

第二章
哮喘性支气管炎

哮喘性支气管炎，是幼儿时期的呼吸道疑难杂病。往往以年数为计，临床以咳嗽，气喘气急，反复发作为特征。一年四季均可发病，以冬、春季为多见，常因气温骤变，寒温失调而发作，首次发病，如能及时诊治，并在临床治愈后，调理得当可以治愈，或减少发作次数。如治疗失宜，失于调理，复发频繁，长期反复难愈者，可变为终身痼疾。

现代医学对本病发病的原因尚难确定，有说是变态反应的，有说是与遗传有关，亦无特效治疗药物。

本病属中医咳喘的范畴，认为与肺、脾、肾三脏功能失调，功能不足，内有痰伏有关。过去有人认为有三个难治的关键，第一是正虚难明，第二是痰饮留伏难消，第三是过敏难明。中医专著早有："发作时以攻邪为主，未发时（缓解期）以扶正为主"的记载，可惜，如何扶正和治多久没有写明。

一、诊断依据

（1）有家族过敏史及婴儿湿疹史。

（2）主要症状：多于夜间突然发作，或白天发作，夜间加重，伴刺激性咳嗽，喉内有痰，严重者唇及指发绀，不能平卧。两肺听诊，可闻及哮鸣音及啰音。

（3）X线检查：可见小片状支气管炎阴影。

二、中医证治

（一）发作期

1.寒饮郁肺证

俗称寒喘。主要症状：咳嗽气喘或哮喘，恶寒怕冷，鼻流清涕，痰涎清稀，四肢欠温，面色晦滞或淡白，多因气温突变而发作。舌质淡胖，苔薄白或白腻，脉滑，指纹淡红。

治疗：温肺散寒，化痰定喘。

方药：小青龙汤加味　炙麻黄6克，桂枝6克，细辛2克，干姜5克，半夏6克，五味子3克，白芍8克，甘草6克。

用法：水煎服，每日1剂。

2.热痰壅肺证

俗称热喘。主要症状：咳嗽，可咳出痰，痰稠，气喘气急，胸闷，身热，口渴欲饮，面赤，口干咽燥，咽部红肿，或扁桃体肿大，小便黄短，便秘，或大便硬结，舌红，苔黄厚或黄腻，脉细数。

治疗：清热化痰，止咳平喘。

方药：麻杏石甘汤合千金苇茎汤加减　炙麻黄6克，杏仁5克，生石膏20～30克，甘草6克，苇茎6克，冬瓜子6克，桃仁6克，鱼腥草10克。

用法：水煎服，每日1剂。

3.寒热夹杂证

主要症状：咳嗽，有痰，痰稠色黄，气喘，恶寒发热，鼻塞流涕，喷嚏，口渴引饮，大便干结，舌红，苔薄白，脉滑数。

治疗：化痰平喘。

方药：泻白散合二陈汤加减　桑白皮 10 克，地骨皮 6 克，甘草 6 克，法半夏 6 克，陈皮 3 克，茯苓 8 克，鱼腥草 10 克，岗梅根 10 克。

加减：痰黄加鲜竹沥水 10 毫升/次。

用法：水煎服，每日 1 剂。

4.虚实夹杂证

本证是虚实夹杂的证型，以正虚为主，以肺气虚、肾气虚为本，感染外邪为标，本虚标实之证候。

主要症状：发病日久，反复多次，哮喘发作不已，病程较长，面色无华，形体偏瘦，或体胖患儿，咳嗽气喘，喉间痰鸣，伴发热口渴，咽痛，睡时气喘或咳则气喘，舌淡，苔黄薄白，脉弱数或虚数。

治疗：补肾扶正，平喘化痰。

方药：七味都气丸加减　五味子 3 克，熟地黄 10 克，泽泻 6 克，茯苓 10 克，牡丹皮 6 克，山茱萸 10 克，淮山药 8 克，浙贝母 6 克，岗梅根 10 克，射干 8 克。

用法：水煎服，每日 1 剂。

（二）缓解期

是指经过治疗或不治，咳嗽减轻，气喘停止阶段。朱丹溪在《丹溪心法·喘论》就已指出："未发宜扶正气为主，已发用攻邪为主。"笔者根据前人的经验，坚信"善治喘，必固其本"的道理，指导缓解期的治疗。缓解期的固本治疗以帮助增强体质，减少发作，乃至控制其发作。

1.肺气虚证

肺气虚证是临床常见的证候，也是小儿反复呼吸道感染常见的发病原因之一。

主要症状：面色㿠白，气短懒言，尤以登高时明显，倦怠乏力，自汗或盗汗，容易反复感冒，感则气喘，食欲不振，纳食不香，舌淡苔薄白，脉细弱。

治疗：益气固表。

方药：玉屏风合生脉散加减　白术8克，防风6克，太子参10克，麦冬8克，五味子3克，浮小麦12克，炙黄芪10克，沙参8克。

用法：水煎服，每日1剂，连服30剂。

2.肺脾气虚证

肺脾气虚证是肺气虚证兼有脾气虚证候，大多由肺气虚发展而来，或由于喂养失宜，兼有脾气虚之证，是肺、脾二脏合病。

主要症状：面色㿠白无华，喉间有痰，时有咳嗽，但不显，常因痰而咳，食欲不振，食少便溏，疲倦乏力，汗出，自汗或盗汗，以肩、背部明显，汗出冰凉，舌淡苔薄白或少苔，脉细缓无力或细弱。

治疗：健脾益气，化痰增食。

方药：四君子汤加味　党参10克，白术10克，茯苓10克，炙甘草6克，黄芪10克，浮小麦10克，麦芽8克，鸡内金6克，浙贝母6克，射干6克。

用法：水煎服，每日1剂，连服30剂。

3.肾气虚证

患病已久，多由肺气虚证而来。

主要症状：面色㿠白，倦怠乏力，自汗或动则汗明显，咳嗽，肢冷，不易入睡，夜尿次多、清长，舌淡，苔薄白，或舌红，剥苔，脉沉细。

治疗：补肾固本。

方药：六味地黄丸加减　熟地黄10克，牡丹皮6克，泽泻6克，茯苓8克，淮山药8克，山茱萸8克，射干8

克，杏仁 6 克，菟丝子 8 克，五味子 3 克，胡桃仁 8 克。

用法：水煎服，每日 1 剂，连服 15 剂。

三、外治法

1.针灸疗法

体针：足三里，合谷，膻中，喘息。

针法：每次 2～3 个穴，发作时针，平时灸。

2.三伏贴或三九贴

每年三伏天或三九寒天时贴。

药物：芥子 20 克，细辛 10 克，芫花 10 克，冰片 6 克，杏仁 20 克。

上药研末，每次取 5 克，贴敷膻中、喘息、内关。每次贴敷 20 分钟或贴敷部位发红、发痒时除去，每年敷 1 次，连敷 3 年。

3.刮疗法

部位选择

（1）背部：由风门穴处沿脊柱两侧向下，刮至肾俞穴处；刮背部的定喘穴处。

（2）前胸部：由天突穴处沿前正中线向下，刮至中脘穴处；从正中线由内向外刮，先左后右，沿肋弓走向刮拭，主要刮第二、第三、第四肋间隙。重点刮云门穴和中府穴。

（3）上肢部：由中府穴沿上肢前外侧向下，经尺泽、孔最、列缺等穴，刮至太渊穴处。

（4）下肢部：由足三里穴处沿小腿外侧向下刮至丰隆穴处。

刮拭手法：背部用重手法，前胸部及上肢部手法较轻柔。

四、名医、专家治疗经验

1.福建中医学院李学耕教授治疗经验

李教授认为："痰为百病之始，宿痰胶固，凝成窠臼，深伏肺前，或六淫外感，内外相应，肺失宣降，升降不利是小儿哮喘主要病理机制，窠痰深伏则是发病的关键，治喘不治痰，其治非也，治痰不治窠臼，其治也非也。"治疗时宜消其积液，其气自顺，若痰实阻于肺，则逐痰豁痰为主，俾其窠痰清其气顺，喘悉平。

治痰乃治喘之大要，当痰壅而致哮喘，责之其本以治。运脾治疗意义有三：①运脾化痰，杜绝病根；②斡转中宫，燮理气机，以利升降；③脾土健运不易受邪，增强体质，无论是发作期或缓解期，一定要运脾以治。

2.山东中医药大学王传吉教授治疗经验

王教授认为哮喘乃外邪引动痰伏留饮，痰气交阻，搏击喉间，壅阻气道，肺失宣降而致。急则治其标，当宣肺化痰，降逆平喘。用自拟平喘化痰汤（麻黄、杏仁、白果、半夏、丹参、射干、甘草），偏热者再加黄芩、石膏；偏寒者加干姜、细辛；痰多者加海浮石、海螵蛸（乌贼）；咳嗽重者加贝母。在缓解期，扶正达邪是关键，多表现为肺脾气虚，用益肺运脾汤（黄芪、白术、防风、橘红、杏仁、海浮石、甘草、山楂）。

3.全国名老中医王伯岳治疗经验

治疗小儿咳喘寒喘用小青龙汤（麻黄，桂枝，细辛，白芍，五味子，制半夏，干姜，甘草）；热喘用麻杏石甘汤合千金苇茎汤为主（麻黄，生石膏，甘草，杏仁，苇茎，薏苡仁，冬瓜子）。两方均有麻黄，既能祛邪，又能通利下焦、解痉；甘草等量配合，既能制麻黄之偏，又有润肺之效。寒痰加皂角、天南星；偏寒证而大便不溏，痰涎盛加牵牛子（二丑）、枯矾；热痰盛加竹沥；热结便秘而干，喘盛不下者加大黄、芒硝；若仅痰盛偏寒，适当重用僵蚕，地龙，可加丁香、诃子、贝母等。无论寒热，可用皂角、枯矾，芒硝研末敷脚心。缓解期治疗，以调脾为主，辅以补肾润肺，这一点与成人温补脾肾不同，常用六君子汤加杏仁、桃仁、益智、核桃等（《江西中医》1992 年）。

五、效方、单方

1. 小青龙加石膏汤

组成：麻黄 5 克，干姜 3 克，桂枝 3 克，白芍 6 克，细辛 3 克，法半夏 8 克，五味子 3 克，炙甘草 6 克，生石膏 20～30 克。

本方系《伤寒论》的小青龙汤加生石膏，即大青龙汤，是治疗哮喘常用方剂。唐凯医师报道用本方治 40 例，治愈 33 例，好转 6 例，无效 1 例。

2. 止哮灵片

组成：地龙、苏子、射干、苦参、白鲜皮、麻黄、侧柏叶、黄芩、刘寄奴、贝母、细辛、桔梗、冰片、甘草。

上药制成糖衣片，每片 0.1 克，含生药 0.25 克。

3～6 岁 4～6 片/次，日 3 次。

长春中医学院王烈教授认为瘀血是哮喘发作的主要病机，哮喘之治重在活血化瘀，创立了上药，应用时，喘发时活血药宜偏清，缓解后活血药应偏补。

六、调养保健

（1）患儿居室空气宜流通，阳光充足，冬季要暖，夏季要凉，避免特殊气味。

（2）避免各种复发因素，适当进行体育锻炼，增强体质，减少发作。

（3）注意天气变化，做好保暖工作，预防哮喘发作，外感时要及时治疗，外出要戴口罩，尽量少到人多的公共场所。

（4）预防哮喘发作的保健操

① 姿势直立式：姿势为直立式，双手放肩上，两肘在前胸靠拢，吸气时两肘向后伸展，呼气时回收至胸前。此操使胸部在吸气时充分向前扩张。每次做 6 遍，每日 1 次。

② 侧体活动：取直立站立式，两脚分开，一臂在体侧外旋，做深呼吸。

缓解期的患儿，如果夜间有胸部紧缩感或干咳，往往提示有复发的可能性，应及时诊治。

七、起居生活保健

（1）本病多发作于冬春季节，在发病季节里，注意勿劳作过度，诱发哮喘。

（2）注意气候的变化，添减衣物，预防复发。

（3）尽量避免接触花粉、羊绒、羽毛、油漆、煤气等异味物品。

（4）患儿居室周围不宜种植花类植物。

八、饮食保健

（1）科学安排饮食，饮食要富含营养，易于消化、吸收。

（2）尽量禁食或忌吃容易过敏的海鲜食品，如虾、蟹等。

（3）忌食鹅肉、煎炒煿灼、烧烤之物。

（4）慎吃酸、辣食品。

九、哮喘性支气管炎的保健食谱

1. 白果杏仁粥

配方：白果（去壳留心）10克，杏仁10克，大米30克，白糖适量。

功效及适应证：化痰止喘，适用于发作期。

制法：分别洗干净，前两味研末，先将大米煮至半熟，将白果仁、杏仁加入煮成粥，加白糖调味。

用法：待温后或冷却吃。

2. 白果煲猪肺汤

配方：白果（去壳留心）10克，猪肺250克，白萝卜200克，陈皮5克。

功效及适应证：化痰降气，平喘止咳。缓解期用。

制法：先分别洗干净，猪肺及白萝卜切成小块入锅，加水适量，沸后加入白果仁、陈皮煲成汤（白萝卜成褐色）。

用法：当中餐吃。

第三章
厌食症

　　厌食症是小儿常见的脾胃系病证，是以较长时间食欲不振，进食量减少，厌恶进食或拒食为临床主要表现，多见于1～6岁的小儿，初起患儿除食欲不振外，精神状态、活动如常，其他无明显改变，预后良好。但由于小儿正处在生长发育阶段，对营养物质的需求相对增多，如长期厌食，对食物的摄取不足营养缺乏，水谷精微来源匮乏无以化生气血，供养机体生长发育的需要，机体抗病能力低下容易感受外邪，发生其他疾病，或因得不到充足的营养物质的供养，导致发育滞后，形体消瘦转为疳证等。

　　厌食症的发生，主要原因之一是喂养不当，包括饮食无节制，食不定量乳不定时，饥饱无度；片面强调营养，过度摄入滋补食品；过食生冷、甘甜厚味，过吃零食，偏食，损伤脾胃，使脾胃运化功能失常。

　　其次是病后失于调养，尤其是热病后如肺炎、麻疹病后，耗伤气津，脾胃气阴不足，受纳和运化失常，部分小儿由于生活环境的突然改变，未能适应新环境生活与饮食习惯，也可发生厌食症。

一、诊断依据

　　（1）长期食欲不振，而无其他疾病。

　　（2）面色少华，形体偏瘦，但精神尚好，无腹胀。

（3）有喂养不当史，如进食不定时定量，过食生冷、甘甜厚味，或爱吃零食、偏食。

二、中医证治

1.脾胃不和型

主要症状：病程常在一年以内。症见食欲不振，进食量少，含而不咽，尤厌肉类，不觉饥饿，遇美味菜肴时，有短暂食欲增强，精神尚好，戏耍如常，少数患儿面色欠红润，容易疲倦乏力，进食后腹胀，睡眠及大小便正常，脉细，舌质淡红，舌苔薄或薄微黄。

治疗：运脾开胃。

方药：藿香饮加减　藿香3克，苍术3克，茯苓9克，厚朴3克，陈皮3克，炒麦芽6克，鸡内金6克。

用法：水煎服，每日1剂。

2.脾胃气虚型

主要症状：病程常在一年以上，不仅脾胃的运化功能不足，且由于长期厌食，面色不华，神倦思睡，消瘦，戏耍如常，但多动则多汗，易感冒，大便溏烂，脉细缓，舌淡苔厚白。

治疗：运脾益气，开胃增食。

方药：五味异功散加味　苍术5克，茯苓9克，党参9克，甘草6克，陈皮3克，砂仁2克，炒麦芽6克。

加减：多汗加浮小麦9克；大便溏烂，加炒扁豆6克，山药9克。

用法：水煎服，每日1剂。

3.脾胃阴虚型

主要症状：多见于肺炎、麻疹等湿热病后或大吐大泻后，病程大多在 3 个月内。症见食欲不振，多饮，咽干口燥，神倦乏力，夜睡不宁或烦躁不安，或伴低热，手足心热，多汗，大便干结，脉细数，舌红少苔。

治疗：养阴益胃，醒脾增食。

方药：益气增食汤（编者自拟经验方）　太子参 9 克，白芍 6 克，乌梅 6 克，山楂 6 克，麦芽 9 克，荷叶 9 克。

用法：水煎服，每日 1 剂。

4. 肝旺脾虚型

主要症状：厌食、甚则拒食，性躁易怒，好动多啼，咬齿磨牙，大便溏烂，小便少，舌红少苔，脉细弱。

治疗：抑肝扶脾。

方药：痛泻要方加减　黄芪，白芍，白术，防风，陈皮，麦芽，浮小麦。

用法：水煎服，每日 1 剂。

三、外治法

香袋佩挂法

悦脾增食香袋：高良姜 6 克，陈皮 6 克，苍术 10 克，川椒 6 克，荜澄茄 6 克。共研为末，装入一个 6 厘米×8 厘米的小布袋内，佩挂在患儿的脐部或胸前（膻中）。10 天换药 1 次，1 个月为 1 个疗程。

本方的功效：温中健脾，助运增食，是利用药物的芳香走窜之性，通过经络的作用帮助脾胃运化。方法简便，无痛苦，小儿乐于接受。安徽省蚌埠市中医门诊部曹赫基医师用本法治疗 100 例，治愈 82 例，好转 11 例，无效 7 例。

四、名医、专家治疗经验

（1）当代中医儿科学专家，南京中医药大学教授江育仁提出："脾健不在补，贵在运。"其学生、南京中医药大学汪受传教授，根据江老这一学术思想研制创立了运脾方：苍术10克，陈皮4克，鸡内金9克，焦山楂10克。制成30克颗粒冲服剂，每次服10克，日服3次。经300多例的临床验证，总有效率达88.7%，并经实验研究表明，对增进肠道吸收功能，调节肠蠕动有明显的作用。

（2）中国中医研究院邹治文研究员运用自拟方强壮灵（由黄芪、茯苓、橘红、浮小麦、黄精、鸡内金等组成）治疗脾虚厌食症130例，治愈率80.8%，显效率10%，好转率3.8%，无效率5.4%，疗效明显优于对照组的0.2%硫酸锌糖浆。

五、调养保健

小儿时期机体各器官的形态发育和生理功能都没有成熟和完善。处在生长发育过程中，各种活动功能都处于一种未成熟，未完善的状态，并随着年龄的增长，从未成熟到成熟，从未完善到完善，在此阶段，卫外功能未巩固，抗病力低，容易为外邪所侵，一旦感受外邪，又容易寒从热化，耗伤气津，同时也易影响其他脏腑功能，影响脾胃，引起运化功能失常可致厌食症的发生。所以，厌食症的保健，除重饮食保健外，生活起居的保健，预防外感也很重要，不可忽视。

六、起居生活保健

（1）注意生活规律化，根据天气变化增减衣物，防止感受外邪，特别注意腹部受凉。

（2）避免精神过度紧张，减少疲劳。

（3）保证患儿充足的睡眠时间，经常进行户外活动，呼吸新鲜空气，适当晒太阳，增强体质。

（4）注意精神调护，让患儿保持良好的心态、情绪。

（5）避免在进餐时管教患儿，以免影响其食欲，更不要打骂患儿，强迫患儿进食，造成逆反心理，加重病情发展。

（6）同时患有结核病、肝炎、肾病等影响食欲的慢性病，要及时治疗。

（7）同时患有其他疾病的患儿，不要滥用抗生素，磺胺类药及寒凉的中草药、中成药，必须使用这些药物时要做到中病即止，防止过量，特别是寒凉的中草药，以免伤伐脾胃。

（8）尽快找出厌食的原因，及时治疗。

七、 饮食保健

做好患儿的饮食保健，是预防和治疗小儿厌食症的重要措施，必须给予足够的重视。

（1）合理调节饮食是关键。纠正不良的饮食习惯，少食肥甘滋腻之品如巧克力、煎炸食品等。不乱进补。

（2）纠正不良的偏食、挑食和吃零食的习惯。

（3）培养定时定量进食的良好习惯。

（4）注意保持饮食品种的全面性，保持营养均衡。

（5）尽量控制患儿进食冷饮，防止寒凉损伤脾胃。

（6）注意食品的烹饪，可从患儿喜爱的食品（非需限制的）入手，待其食欲提高，食量增加后可逐步扩大和增加品种。

（7）餐前尽量避免大量饮水和吃零食，以免冲淡胃液，占据胃的空间影响食欲。

（8）患儿的食品要容易消化，清洁卫生。

八、厌食症的保健食谱

1. 田基黄蒸塘角鱼

配方：鲜活塘角鱼 30～100 克，鲜田基黄 20 克。

功效及适应证：健脾补气，醒脾增食。适用各证型厌食症。

制法：将鲜田基黄洗净，切成 5 厘米长，均匀排放于碟（碗）内，塘角鱼洗净，剖开内脏及鳃花，洗净，加盐适量拌匀，置于田基黄上，加清水少许，入锅蒸至鱼肉烂熟。

用法：食鱼肉喝汤。每日或隔日 1 次。

2. 人参梅子开胃茶

配方：西洋参 10 克，鲜成熟梅子或腌梅子 1 枚。

功效及适应证：益气生津，开胃消食。适用于小儿厌食症脾胃阴虚型。

制法：先将西洋参加水 500 毫升，置于杯中隔水炖 30 分钟，滤取参水，梅子捣烂，与西洋参一起入锅，煮沸待冷即成。

用法：分多次饮，每日 1 剂。

3.淮山内金粥

配方：淮山药（干品）20克，鸡内金9克，大米50克。

功效：健脾助消化，增食。

制法：先将淮山药及鸡内金研末与大米一起煮成粥，加适当调味品调味。

用法：趁温喝粥。

第四章
积滞

积滞是儿科常见病，也是儿科常见的疑难杂病，是指饮食内积，滞而不化，积伤脾胃出现腹泻、腹痛，腰胀或呕吐、不思乳食为主要表现的一种脾胃疾病。

古人说："无积不成疳""疳为积之渐，积为疳之母"。由于乳食不思，滞而不化，长期不思乳食而营养缺乏即成疳证，或由于抗病能力不足，反复呼吸道感染等。

一、诊断依据

（1）主要症状：食欲不振，不思乳食。腹胀或腹痛，腹泻含有未消化的乳片或食物残渣或见吐呕，夜间烦躁，啼哆。

（2）病史：有伤食史。

（3）大便检查：可见脂肪细胞或未消化的食物残渣。

二、中医证治

1.乳食积滞

多见于母乳喂养或乳类饮食为主的小儿。

主要症状：乳食不振。乳食不思或少思。大便溏烂或便秘，夜间啼哆、烦躁，不易入睡，腹胀或腹痛，进食后明显，喜伏卧，舌质淡苔黄薄白或白腻，脉细滑，指纹紫滞。

治疗：健脾益气，消食祛滞。

方药：（1）健脾丸《医方集解》：党参10克，白术6克，麦芽10克，枳实6克，神曲10克，陈皮3克，山楂6克。或香砂六君子丸。

加减：神倦乏力者加黄芪10克。

用法：水煎服，每日1剂。

（2）香砂六君子丸（《太平惠民和剂局方》）　党参10克，白术8克，茯苓10克，法半夏6克，木香3克，陈皮3克，砂仁3克，生姜6克，大枣6克，甘草6克。

加减：神倦乏力加黄芪10克。

用法：水煎服，每日1剂。

2. 饮食积滞

多见人工喂养婴幼儿，且容易反复发病。

主要症状：食欲不振，或少思饮食，脘腹胀满或胀痛，嗳腐，恶心呕吐，烦躁，或低热，腹部热甚，大便溏烂或臭秽，舌淡苔白腻，脉滑或弦。

治疗：消食祛滞。

方药：保和丸（《丹溪心法》）加减　山楂6克，神曲10克，法半夏6克，陈皮3克，莱菔子6克。

用法：水煎服，每日1剂。

3. 脾虚夹积

由于乳、食积滞日久，脾胃损伤，饮食积而不化。

主要症状：不思饮食，或少思饮食，形体消瘦，面色萎黄，腹胀满，食后明显，喜伏卧，呕吐酸馊，夜睡不宁，烦躁，大便溏烂或有乳片及未消化食物残渣。舌淡红，苔白腻或薄白，脉细弱或细滑。

治疗：健脾消积。

方药：（1）大安丸加减　党参10克，神曲10克，法半夏6克，山楂6克，莱菔子6克，麦芽8克，鸡内金8克，白术8克。

大安丸即保和丸加白术而成。

加减：神倦乏力加黄芪10克。

用法：水煎服，每日1剂，或上药用5倍，共研为末，加蜜适量，制成丸，每丸6克，每次服1丸，日3次。

（2）香砂六君子丸（《太平惠民和剂局方》）　参见"乳食积滞"。

三、外治法

1.捏脊疗法

穴位：从长强直至大椎。

方法：先将两指指背横压在长强穴部向上推，同时两拇指与两食指合作，将皮肤肌肉捏起，交替向上捏至大椎为1次，连续推捏6次，在推捏至第五六次时，在推捏过程中用力将腰椎部和颈椎部将肌肉提起，每次约提七八下，捏完第6次后，再将两拇指从命门向肾俞推压。隔日1次，连捏7～10次为1个疗程。

2.刺四缝穴法

四缝为经外奇穴。指食指、中指、无名指、小指中部横纹（即四缝穴），按正常常规消毒皮肤后，医者握住患儿手部，将患儿掌部暴露，将三棱针或粗毫针，或注射用的针头按常规消毒，针刺四缝0.8～1.0分，挤出黄白色浆液，拭去即可。每日或隔日1次，连做3～5次。

四、名医、专家治疗经验

（1）西安午俊英医师报道，陕西西安市中医院午雪桥主任医师，治疗饮食滞积用消食的厌食合剂（自拟方含陈皮、厚朴、槟榔、莱菔子、茯苓、连翘、枳壳等）。

（2）上海市中医史馆董廷瑶研究员依据本病，消不宜，补不合用的特点，选用调和营卫的桂枝汤入手。他认为桂枝汤是一个体质改善剂，强壮剂，神经安定剂，中焦调节剂。患儿因营卫不和，影响脾胃气机。用桂枝汤，以促醒卫气，使患儿思食，称之为"侧治法"。如有兼证，随证加减，如舌红苔剥者，选加玉竹、百合、石斛、麦冬、生地黄等；鼻衄加白茅根、藕节等；便秘加生何首乌利润之，切忌泻之；寝汗多加麻黄根，糯稻根；阳虚加附子；虚寒腹痛，倍芍药加饴糖等。（《上海中医药杂志》1988年）

以上均获良效。

五、调养保健

（1）严格控制饮食，禁食肥甘厚腻之品，如巧克力等。做到乳贵有时，食贵有节，不暴饮暴食。

（2）注意保持患儿大便通畅，3天以上未大便者，可应用开塞露或甘油栓通便。

（3）要注意患儿的呕吐，如见呕吐，可给予数滴生姜水。

（4）如发现患儿腹痛，家长可用手轻按患儿脐部。

六、起居生活保健

（1）科学合理地安排患儿饮食，做到"乳贵有时，食贵有节"，不暴饮暴食，以防损伤脾胃。

（2）尽量不吃生冷食品，质地硬的和难以消化的食品。

（3）哺乳期的患儿，除有禁忌证外，提倡母乳喂养。

（4）经常让患儿到自然中，呼吸新鲜空气，增强体质。

（5）乳母劳累之后，不要立即哺乳，需休息片刻之后再哺乳。

（6）注意养成良好的卫生习惯，尤其是饮食卫生，饭前便后要洗手，不吮指等。

七、饮食保健

（1）积滞一病大多有伤食的病史，故不能再伤食，以免加重病情。

（2）严格遵守"乳贵有时，食贵有节"，切记三分饥与寒的医训。

（3）纠正偏食、挑食的不良习惯。

（4）同时患有其他疾病的患儿，不要滥用抗生素、磺胺类药及苦寒中药，如珍珠、熊胆、黄连等，以免影响患儿的饮食，如必须服用上述药物，要适可而止。服药期间可适当服用山楂茶（山楂 20 克，神曲 15 克，田基黄 15 克，水煎服）。

（5）患儿不思饮食，饮食不振，不要强逼患儿进食，要尽快找出原因，针对原因及时纠正。

（6）患儿的饮食（饭、菜）要注意烹饪方法，要注意色、香、味俱佳，刺激患儿食欲。

八、积滞的保健食谱

山楂麦芽茶

　　配方：山楂 10 克，炒麦芽 10 克。

　　功效：消滞祛积。

　　制法：将上药共洗净，置药煲内，加水 200 毫升，煎取 120 毫升。

　　用法：当茶饮。

第五章
疳证

疳证是由于喂养不当，或疾病后失调，损伤脾胃，引起以食欲不振，或能吃善饥，或嗜食等食欲异常，面色萎黄，毛发枯槁，干黄或打结，形体消瘦，体重低下，腹部胀满或夜睡烦躁，易怒，大便不调为特征的一种慢性营养障碍性病证。

疳证，曾是儿科四大症之一，疳证多兼有积滞，叫疳积。中华人民共和国成立后，由于人民生活水平的提高和卫生保健事业的发展，本病的发病率已大大降低，疳证发展为危重病证的现象已大大减少，如能及时发现及时诊治，是很快能治好的，预后也是良好的。

一、诊断依据

（1）饮食异常，大便干稀不调，腹部胀满，有明显脾胃功能失调者。

（2）形体消瘦，体重低于正常值的 15%～40%，面色不华，毛发稀疏枯黄，严重者羸瘦。

（3）兼有精神不振，或好发脾气，烦躁易怒，或揉眉擦眼，吮指磨齿等症。

（4）有喂养不当或病后失调，长期消瘦史。

因蛔虫引起的，叫"蛔疳"，大便检查可见蛔虫卵。

贫血者，血红蛋白及红细胞均见减少。

因疳证而肿胀者，叫"疳肿胀"，是一种营养障碍症，血清总蛋白含量在 40 克/升以下，白蛋白含量在 20 克/升以下。

二、鉴别诊断

尚需与小儿厌食症、积滞鉴别诊断。

（1）小儿厌食症：除饮食不振、不思乳食等主症相同外，小儿神智尚好，无腹胀满。

（2）积滞：除因喂养不当而引起相同外，积滞虽然也可出现面色少华、形体偏瘦等症状，但积滞是由于饮食留滞不化而出现食欲不振，无疳证的食欲异常，或涉及五脏的证候。

三、中医证治

1.疳气

主要症状：形体消瘦，面色少华，毛发稀疏，食欲不振，或能吃善饥，精神欠佳，好发脾气，大便溏烂或秘结，舌质淡，黄薄白或薄黄，脉细。

治疗：健脾消疳。

方药：资生丸加减　党参、白术、淮山药、莲子肉、茯苓、薏苡仁、扁豆、泽泻、藿香、砂仁、麦芽、山楂。

加减：腹胀嗳气、厌食，苔厚腻者去党参、白术、淮山药，加鸡内金；大便溏者加少量干姜；能吃善饥者加胡黄连；大便干结者加枳壳，生何首乌。

用法：水煎服，每日 1 剂。

2.疳积

本证型多数由疳气发展而成，是由于脾失健运而食滞不化而成。

主要症状：形体消瘦比往日明显，肚腹胀满，面色不华，甚则青筋暴露，毛发黄槁如穗，精神差（不振），烦躁易怒，睡眠不宁，常伴动作异常，食欲不振或能吃善饥，舌淡、苔薄腻，脉细。

治疗：健脾祛积。

方药：肥儿丸加减　党参、白术、茯苓、胡黄连、神曲、陈皮、青皮、使君子、甘草、莲子。

此药为《幼科发挥》方肥儿丸，俗称万氏肥儿丸，此外尚有《医宗金鉴》肥儿丸方，二方均以四君子汤为底方；《医宗金鉴》肥儿丸加芦荟，《幼科发挥》肥儿丸，健脾益气，兼驱虫行滞；二方相比，《幼科发挥》肥儿丸更善于健脾补气，行气消积，而《医宗金鉴》肥儿丸杀虫力较强，用于虫积引起的疳证。

用法：水煎服，每日1剂。

3. 干疳

干疳相当于百姓常说的"犸偻疳"（猴子疳），其临床特征是疾病发展成重症的营养缺乏。

主要症状：形体日渐消瘦，头大颈小，精神萎靡不振，皮肤干瘪，脸是老人状脸，目无光彩，啼声无力，喜背光而卧，毛发干枯，腹凹如舟。

治疗：气血两补，消疳健脾。

方药：八珍汤加减　党参10克，白术6克，茯苓10克，甘草6克，熟地黄10克，川芎6克，白芍6克，麦芽8克，石斛8克。

用法：水煎服，每日1剂。

4. 兼证

（1）眼疳

俗称疳积上眼，由于失治及病后保健失当，忌口太过而发。是疳积的一种并发症，多见于农村患儿，家属片面追求"饿麻"所致。

主要症状：夜盲，入黑暗处视物不明，或眼角干涩，羞明畏光，喜侧身面向墙而卧，夜间闭眼而卧。黑睛混浊，白翳遮睛。

治疗：养肝明目。

方药：六味地黄汤加减　熟地黄 10 克，川芎 6 克，白芍 8 克，当归 5 克，泽泻 6 克，茯苓 8 克，淮山药 8 克，牡丹皮 6 克，谷精子 8 克，石斛 8 克，苍术 6 克。

用法：水煎服，每日 1 剂。

（2）口疳

主要症状：口舌生疮，口腔糜烂，臭秽难闻，舌赤唇红，烦躁哭闹，不思饮食，惊悸不安，舌红，苔薄黄。

治疗：清心泄热，消疳理脾。

方药：导赤散合四君子汤加减　淡竹叶 6 克，生地黄 10 克，太子参 10 克，苍术 6 克，茯苓 8 克，甘草 6 克，麦冬 8 克，麦芽 8 克，荷叶 6 克。

用法：水煎服，每日 1 剂。

（3）疳肿胀

疳肿胀是指由于疳证，长期食欲不振，摄入不足引起蛋白质缺乏发生肢体肿胀的一种合并症。

主要症状：下肢踝部浮肿，甚则下肢、颜面全肿胀，面色不华，小便小利，大便溏烂，舌质淡红，苔薄白。

治疗：健脾消疳，利水消肿。

方药：胃苓汤加减　白术 8 克，陈皮 3 克，厚朴 5 克，淮山药 8 克，泽泻 6 克，猪苓 6 克，桂枝 3 克。

用法：水煎服，每日 1 剂。

四、外治法

刺四缝穴法：见积滞。

捏脊疗法：见积滞。

五、名医、专家治疗经验

当代中医学家，中医儿科学专家，南京中医药大学教授江育仁认为疳证多发生于 5 岁以下儿童，主要发病机制是脾胃失健，机体失养，除常见的饮食失常、喂养不当、长期泄泻外，土虚木贼所致者临证也不容轻视，常用抑土降火法治疗小儿疳证，屡收捷效。常用平肝之品有：钩藤，石决明，白芍，牡蛎；目赤睛红可用谷精草，夏枯草；大便秘结用决明子（《现代名中医儿科绝技》）。

六、调养保健

（1）小儿患疳证要利用天然条件，多带患儿到户外，呼吸新鲜空气，多晒太阳，减少因维生素 D 缺乏佝偻病的发生和增强体质。

（2）加强合理喂养，及时添加辅食，提倡"乳贵有时，食贵有节"。

七、起居生活保健

（1）患儿居室宜空气流通、清洁，湿度和温度适宜。

（2）记录患儿发育情况，测身高、体重，每周 1～2 次，供医生参考。

（3）发现患儿体重、身高不增或减少，皮下脂肪减少，肌肉松弛，要找出原因，及时诊治。

（4）患儿疳证如并发疳肿胀，要测每天的尿量及体重，肿胀消退情况。

（5）消瘦和长期卧床的患儿，被褥要柔软干燥，经常变换体位，防止发生褥疮。

（6）注意气候变化，及时添减衣物。

八、饮食保健

（1）本病多由饮食不节，损伤脾胃引起，所以要加强科学的饮食调理，丰富营养，容易消化。

（2）患儿吮吸力弱，可以多次少量喂哺，或用滴管滴入。

（3）如合并口疳的患儿，要做好口腔清洁，用棉签蘸银花甘草液清洗口腔，然后用西瓜霜涂抹患处。

（4）饮食不宜过烫、过咸、过硬，以免因刺激引起腹痛。

九、疳证的保健食谱

1. 桂圆薏苡仁莲子羹

配方：龙眼（桂圆肉）20克，薏苡仁100克，莲子20克，白糖适量。

功效及适应证：健脾益气，养血。适用小儿疳证气血不足者。

制法：上药前3味洗净，入锅内加水适量，先用大火煮沸，后用文火煮至烂，入白糖煮熟即成。

用法：不拘时间食之。

2. 淮山粥

配方：淮山药 120 克，大米 100 克。

功效：健脾和胃。

制法：将上味洗净，入锅，加水适量，煮成粥即成。

用法：不拘时间食用。

第六章
小儿感染后脾虚综合证

感染后脾虚综合征，是指小儿感染其他疾病以后引起脾虚综合征。以面色萎黄，食欲低下，精神不振，四肢软困乏力，多汗为临床主要表现。以学龄前儿童为多见，多见于其他疾病之后，失于调养引起，所以称病后脾虚综合征，或感染后脾虚综合征。

感染后脾虚综合征的患儿，抗病能力减弱，容易反复感染，影响生长发育及心理健康。如能及时诊治，预后大多良好。

一、诊断依据

（1）主要是依据临床主要表现及病史诊断。

（2）主要症状：食欲低下，精神不振，倦怠乏力，多汗，自汗，盗汗。

（3）病史：病前有反复感冒或秋、冬季腹泻病史。

二、中医证治

小儿感染后脾虚综合征系由上海市中医医院孟仲法主任医师提出的。中医证治分型，目前尚无统一，系根据中医理论和小儿的临床表现、发病原因，综合分析后辨证的。

1.脾气虚证

主要症状：胃纳无味，口淡，食欲不振，食后脘腹胀满，大便溏烂或完谷不化，肢倦乏力，气短懒言，面色㿠白或萎黄，形体偏瘦或瘦弱，舌质淡或淡白胖嫩有齿痕，苔白，脉缓弱。

治疗：健脾益气。

方药：五味异功散加减　党参 10 克，白术 8 克，茯苓 10 克，甘草 6 克，陈皮 3 克，黄芪 10 克，麦芽 8 克，谷芽 8 克。

用法：水煎服，每日 1 剂。

2.脾肺气虚证

脾属土，肺属金，土生金，脾为肺之母，肺气虚弱，子耗母气，脾气虚弱，不能运化水谷，精微不能上输养肺。

主要症状：久咳气短，声低，懒言，痰多稠白，易感冒，倦怠，食少，食后腹胀，大便时溏，面色㿠白。

治疗：健脾益气。

方药：人参五味子汤　党参 10 克，麦冬 8 克，五味子 3 克，茯苓 10 克，白术 6 克，炙甘草 6 克，黄芪 10 克。

用法：水煎服，每日 1 剂。

3.脾胃阴虚证

多见于秋冬季腹泻合并脱水的患儿，或兼患有其他疾病发热，热得到控制，造成脾阴不足，胃阴亏损。

主要症状：饥不欲食，舌干口燥，皮肤干燥，缺乏润泽，胸痞不舒，大便干结，消瘦乏力，夜睡不宁，舌红少津，苔花剥。

治疗：健脾益气，养阴。

方药：人参乌梅加减　党参 10 克，乌梅 6 克，白芍 6 克，川木瓜 8 克，淮山药 8 克，莲子肉 6 克，甘草 6 克，沙参 6 克。

用法：水煎服，每日 1 剂。

4.心脾两虚证

多见小儿病毒性心肌炎，外感高热，颅内感染，病后控制后，脾气受损，心血耗伤，形成心脾两虚证。

主要症状：食欲不振，不思饮食，疲倦乏力，气短，夜睡不宁，入夜惊啼，自汗盗汗，面色萎黄，舌淡苔白，脉细弱。

治疗：健脾益气，养心安神。

方药：归脾汤加减　党参 10 克，白术 8 克，茯苓 8克，黄芪 10 克，当归 6 克，木香 3 克，酸枣仁 8 克，远志 2 克，炙甘草 8 克，龙眼肉 10 克。

用法：水煎服，每日 1 剂。

5.脾虚肺热证

感染后损伤脾胃，脾气虚弱，又反复感染外邪，多见于小儿上呼吸道感染，支气管炎、气管炎、肺炎等呼吸道感染。

主要症状：食欲不振，劳倦乏力，口渴欲饮，咳嗽痰黏，声音嘶哑，或咽痛，呛咳，大便干结，舌淡苔薄白或薄黄，脉弱数。

治疗：健脾益气，清热泻肺。

方药：生脉散合泻白散加减　太子参 10 克，麦冬 10克，五味子 3 克，桑白皮 8 克，地骨皮 6 克，甘草 6 克，浙贝母 6 克，杏仁 6 克。

用法：水煎服，每日 1 剂。

三、外治法

壮医点穴疗法

点穴部位：胃俞、脾俞、上脘、中脘、足三里。

点穴方法：用指点穴，由轻到重，每次点 15 分钟。

四、名家、专家治疗经验

（1）上海中医药大学孟仲法教授治疗经验，他在十余年的观察和治行中，创立了"抗感方"和"增免方"两个有效的方剂，患儿感染症状尚未控制时，方用地锦草 15克，水仙草 15 克，蒲公英 15 克，黄芩 6 克，赤芍 6 克，茯苓 9 克，白术 9 克，甘草 4.5 克。

症状已控制或基本控制的，用增免方（即增强免疫功能方），药用太子参 15 克，炙黄芪 15 克，淫羊藿（仙灵脾）6 克，黄精 5 克，五味子 6 克，白扁豆 10 克，麦冬 6克，甘草 4.5 克。兼胃阴不足，口渴，舌红，厌食明显者，用增免汤去白扁豆、五味子，加生地黄 10 克，石斛、乌梅各 6 克；心脾两虚，睡眠不佳，急躁，兴奋多动者，可选择二方中一方加酸枣仁 9 克，远志 6 克，首乌藤（夜交藤）9 克；脾肺两虚，咳嗽明显者，可用抗感方加黄芪 15～20克，紫菀 6 克，白前 6 克，胡颓叶 10 克，灵芝 6 克；肺阴偏虚，久咳无痰者，用二方中一方加款冬花 9 克，绿萼梅、天竺子、杏仁各 6 克；脾约肠燥大便干硬或便秘者，则二方中任择方加生地黄 10～15 克，郁李仁 3～6 克，若用增免方则去白扁豆、五味子；气机不畅，腹痛肠鸣者加陈皮 6克，木香、香附各 3～4.5 克，腹痛明显，兼有寒象时加白芍 9～15 克，延胡索 6 克，附子 4.5～6 克。以上均水煎服，每日 1 剂。

孟老还主张配合食疗，要点是：①每天应给患儿鱼、虾、肉、蛋类食品不少于 30 克；②经常给些菌类食物，如香菇、蘑菇、木耳、银耳等；③常给患儿吃些大豆和大豆制品；④每天以花生或芝麻酱作调料加入日常食品中给患儿摄入，长期食用；⑤纠正患儿偏食。

（2）江西中医学院袁诚伟教授治疗经验：以异功散（党参、白术、茯苓、甘草、陈皮）为基本方辨证用药，气虚多汗加黄芪、五味子、牡蛎；食滞纳呆加山楂；表虚易感加黄芪、防风；舌苔白腻加苍术；咳嗽加半夏；头发稀少，加苍术。常规煎者，每剂两煎，日分两次服，连服一个月。指导曾庆祥医师用本方治疗50例，治愈21例，显效23例，有效5例，无效1例。

五、调养保健

（1）脾为后天之本，感染后脾虚综合征以厌食为主要表现，患儿不欲食，勿强逼患儿进食，以免消化不及，滞而不化，造成积滞的发生。做好教育工作，让患儿进食。

（2）患儿刚刚病愈，抗病能力低下，要注意患儿的衣物增减，避免着凉，反复感染，造成脾胃更虚。

（3）注意按时继续服药，把患儿的病证治彻底。

（4）生活应规律，培养良好的生活习惯。

六、起居生活保健

（1）患儿居室要空气流通，光线适量，不要太亮或太暗。

（2）天气晴朗，适当锻炼体格，增强机体抗病能力，减少感染。

（3）注意给患儿充分的休息，夜间不要让患儿观看电视太久。

七、饮食保健

（1）医务人员要向家长交代患儿应遵守的饮食原则。

（2）每天应给患儿不低于 30 克的鱼、虾、肉、蛋类食品。

（3）多给患儿吃些大豆或大豆制品的食物。

（4）经常吃些菌类如冬菇、蘑菇、木耳、银耳等，不宜多饮冷饮或多吃油炸食品。

（5）不宜餐后马上活动，应休息片刻。

八、感染后脾虚综合征的保健食谱

1. 猪肉冬菇汤

配方：鲜瘦猪肉 100 克，冬菇 15 克，盐适量。

功效及适应证：健脾宁心。适用于感染后脾虚综合征心脾两虚证。

制法：先将鲜瘦猪肉洗净，切成小片，冬菇洗净，将冬菇放入锅内加水适量煮沸，再加入鲜瘦猪肉片，煮熟成汤，加入盐调味即成。

用法：午餐或晚餐当汤渴，或当菜肴。

2. 猪肉炒豆芽

配方：鲜猪肉 200 克，黄豆芽 100 克，油、盐各适量。

功效：健脾益气。

制法：将鲜猪肉、黄豆芽分别洗净，将鲜猪肉切成小块。将油入锅烧热，加猪肉块炒至将熟加入黄豆芽炒熟即可，加盐调味。

用法：午餐或晚餐当菜肴吃，每日或隔日1剂。

3. 猪肝瘦肉粥

配方：鲜猪肝100克，鲜猪瘦肉100克，大米150克，盐、油各适量。

功效及适应证：健脾益气。适用于感染后脾虚综合征脾气虚证及脾肺气虚证。

制法：前3味分别洗净，鲜猪肝及鲜猪瘦肉切碎，大米洗净置锅内煮至将熟，加入鲜猪肝碎及鲜猪瘦肉碎，煮至熟即成。

用法：当午餐或晚餐吃。

保健食谱的猪肝瘦肉粥能治疗缺铁性贫血，可以多食用。但猪肝同时富含胆固醇，兼有肾病的患儿，或肥胖的患儿要少吃。可以食用菠菜鸡蛋粥（或汤）。

4. 香银羹

配方：香菇100克，银耳100克，冰糖100克。

功效及适应证：健脾益气。适用于脾虚综合征脾肾气虚者。

制法：前两味分别洗净，将香菇放煲内加水700毫升，煎取500毫升，加入银耳煮成羹状加冰糖融化。

用法：每次吃30毫升，每日2次，可连吃5～7剂。

第七章
营养缺乏性贫血

营养缺乏性贫血是指由于喂养不当或疾病误治，影响排泄、吸收，引起单位容积红细胞数和血红蛋白（血色素）含量低于正常值的一种病证。临床以皮肤黏膜日渐苍白，面色萎黄，疲劳乏力，头晕，耳鸣为特征，是小儿常见的一种疾病。多见于7岁以前的小儿，由缺乏造血所需的铁、维生素 B_{12}、叶酸等营养物质所致。

小儿营养缺乏性贫血，一是先天禀赋不足，父精不足，母体妊娠期调摄不当，气血空虚，不能满足胎儿的需要，如早产儿、多胎儿等。后天原因主要是未能添加营养丰富的辅食，小儿偏食或挑食，肉食和蔬菜少，或病后失于调护，影响脾胃功能致吸收障碍等。

营养缺乏性贫血又分缺铁性贫血（小细胞性贫血）和大细胞性贫血。

营养缺乏性贫血，由于营养不足，可以影响小儿生长发育，造成机体抗病能力低下，容易感染，容易患肺炎、反复呼吸道感染等病。若能及时诊治，能很快治愈，预后良好。

一、诊断依据

1.缺铁性贫血诊断依据

（1）主要症状：面色萎黄或苍白，口唇淡白，指甲苍白，精神疲劳。

（2）有喂养不当，吸收障碍因素，如长期泄泻。

（3）实验室检查：血红蛋白 3 个月至 6 岁＜100 克/升，6～14 岁＜120 克/升，血清铁＜10.7 微摩尔/升，铁蛋白＜12 微克/升，可诊为缺铁性贫血。

2. 营养性小细胞性贫血诊断依据

（1）呈进行性贫血，有容易疲倦，烦躁，生长发育延缓的表现。

（2）体检可见肝、脾稍大及淋巴结轻度肿大。心脏听诊可闻及收缩期杂音。

（3）血检可见低色素性小红细胞性贫血：红细胞大小不一，可见中空及异形细胞。骨髓检查可见正常红细胞增生。

3. 营养性大细胞性贫血诊断依据

（1）发病年龄：乳儿期。

（2）呈进行性贫血，起病缓慢，面色、口唇、指甲呈进行性苍白，头发稀疏面黄，表情淡漠，反应迟钝，不规则发热。

（3）体检：肝、脾稍大，心前区可闻及收缩期杂音。

（4）血检：小细胞明显减少，血红蛋白＜70 克/升。

二、中医证治

中医理论认为血的生成是饮食通过胃的腐熟，吸收水谷的精微，脾的运化，其精微输送于心、肺，通过心肺气化作用化为血。

血与气的关系也很密切，所谓"血为气之母，气为血之帅"，血是气的载体。气必附于血中，才能存在于体内，另一方面，血不断地为气的功能活动提供营养物质，以滋养气，使气不至于散溢于外。因为血与脾胃的关系，及与气的关系，所以补血同时要补气，才能气血调和，万病不生也。

1. 脾胃虚弱型

主要症状：面色苍黄，唇及指甲苍白，食欲不振，不思饮食，肌肉松弛，大便不调，舌淡苔白，指纹淡红。

治疗：健运脾胃，益气养血。

方药：六君子汤加减　党参10克，白术6克，茯苓10克，甘草6克，陈皮6克，半夏6克，大枣8克，麦芽8克。

用法：水煎服，每日1剂。

2. 气血虚弱证

中医理论，气为血之帅，血为气之母。这说明两者（血与气）的关系密切，两者均为饮食精微所化生。若先天不足或后天喂养不当，气血不足都可导致血虚而生缺铁性（营养缺乏性）贫血。

主要症状：面色不华，食欲不振，不思饮食，唇及指甲苍白，懒言懒动，语声低微，便秘，小便少，舌淡红苔薄黄，指纹淡紫。

治疗：活血养血，益气增食。

方药：四君子汤合四物汤加减　党参10克，白术6克，茯苓10克，甘草6克，白芍6克，当归6克，川芎3克，熟地黄8克，鸡内金8克，麦芽8克。

用法：水煎服，日1剂。

3. 心脾两虚证

主要症状：面色㿠白，食欲不振，不思饮食，心悸气短，头晕，虚烦少寐，便溏，舌淡，苔薄白，脉细弱。

治疗：益气健脾，宁心安神。

方药：归脾汤加减　党参 8 克，白术 6 克，茯神 10 克，甘草 6 克，酸枣仁 6 克，龙眼肉 8 克，当归 6 克，陈皮 3 克，砂仁 3 克，麦芽 8 克，鸡内金 6 克。

用法：水煎服，每日 1 剂。

4.肝肾阴虚

主要症状：长期食欲不振，纳食呆滞，面色不华或苍白，消瘦，发育迟缓，智力呆滞，四肢震颤，盗汗，颧红，爪甲苍白易脆，舌淡苔白，脉细数，指纹淡紫。

治疗：滋阴补肾，养肝补血。

方药：左归丸加减　熟地黄 8 克，淮山药 10 克，枸杞子 10 克，山茱萸肉 8 克，牛膝 6 克，菟丝子 6 克，鹿角胶 6 克（烊化），龟甲胶 6 克（烊化）。

用法：水煎服，每日 1 剂。

"肝藏血，肾藏精"，藏血与藏精的关系，实际是血与精之内的滋生，互相转化的关系。血的化生，有赖于精髓的气化，肾精的满盛，又赖于肝的滋养，精能生血，血能化精，血与精均同化源于食物精微，所以肝与肾的关系，实际上是血与精的关系。

血与精，均取之于食物精微，肝与肾的病变常相互影响，有肝肾同源之称，肾精不足，可导致肝血不足，肝血不足可导致肾精不足（亏损）。

先天不足，精髓亏虚，生化困难，或后天喂养差误，肝血不足，生化迟滞，可导致本症的发生。

三、名医、专家治疗经验

（1）当代中医学家，中医儿科专家，南京中医药大学教授江育仁认为：贫血与脾运不健不能生化血脉有关，主张用苍术 9 份，皂矾 1 份，共研细末，每次 1～1.5 克，每日 3 次，饭后用大枣汤送服（大枣 7 枚，加水 100～200 毫升煎服），以免皂矾刺激脾胃引起不适。

（2）安徽中医学院郭锦章教授治疗小儿缺铁性贫血，用中医"虚则补之，损则益之"的原则，"补其不足，培其根本"用自拟补血灵糖浆（制何首乌、鸡血藤、熟地黄、当归、黄芪、谷芽、麦芽各 30 克，炒白术 27 克，陈皮、鸡内金、五味子各 18 克，大枣 15 枚，浓煎 500 毫升，加入紫河车粉 10 克，捣匀加白糖适量），治疗 76 例，1～2 个月总有效率达 96%（《安徽中医学院学报》1989 年）。

四、效方、单方

1. 三参五仙汤

来源：《吉林中医》1991 年。

组成：南沙参、炒党参、丹参、淫羊藿（仙灵脾）、仙鹤草、焦三仙（焦麦芽，焦山楂，焦神曲）。

2. 六神汤

来源：《福建中医药》1989 年。

组成：黄芪、党参、麦芽、白术、炙甘草、淮山药、山楂、大枣、龙眼肉。

功效：健脾生血。

中医理论认为血的生成是饮食通过胃的腐熟，吸收水谷精微，脾的运化，输于心肺，通过心肺气化作用化生为血，再注于全身，小儿的贫血以脾失健运，血液生化不足为主要病机。福建省惠安县惠北华八医院赵伟强医师用本方从脾治小儿缺铁性贫血，效果良好。

五、调养保健

（1）患儿患病期间，抗病能力低下，要注意保暖，特别晚间，注意腹部勿受凉，感染其他疾病。

（2）母乳良好的，提倡母乳喂养，婴儿 6 个月后注意加含铁量丰富的辅食。

（3）不宜用羊乳哺喂婴儿，因为羊乳含铁少，患儿不宜饮茶和咖啡等饮料。

六、起居生活保健

（1）注意发现影响消化、吸收的疾病，如慢性腹泻、呕吐，慢性失血性疾病，如发现要及时诊治，以免影响食物精微的吸收，引起缺铁性贫血。

（2）缺铁性贫血患儿抵抗力差，要注意预防呼吸道感染和消化功能紊乱，尽量避免交叉感染，任何短期的轻度感染都能使贫血加重，加强室外锻炼是必要的，如长跑等。

（3）缺铁性贫血患儿常有伴厌食的表现，许多望子成龙的家长，对患儿的饮食采取强制态度，这是不科学地，以患儿喜爱的食物来开导，粗粮细作。

七、　饮食保健

（1）小儿缺铁性贫血，许多是由于喂养不当，厌食和挑食引起的，应多鼓励患儿吃富含铁类的食物，如黑木耳、猪肝、菠菜、海带、肉类、豆类和蛋类等。蔬菜、水果均富含维生素 C，可促进铁的吸收，宜多食。

（2）铁锅可预防缺铁性贫血的发生，宜提倡用铁锅炒菜给小儿吃。

八、营养缺乏性贫血的保健食谱

1.瘦肉猪血豆腐汤

配方：瘦猪肉或生猪血各 30 克，水豆腐 50 克，花生油、生姜末、香葱花各适量。

功效及适应证：健脾和胃，补中益气。本方含有较丰富的蛋白质、铁类，适用于缺铁性贫血。

制法：先将瘦猪肉洗干净，剁成肉末备用，将猪血、水豆腐洗净，切成小块。

将花生油 10 毫升放入锅内烧至将沸，将猪血块、水豆腐块及生姜末入锅煸炒，加水适量（500 毫升），煮 5～10 分钟后加入瘦猪肉末煮熟，加香葱花即成。

用法：当午餐或晚餐 1 次吃完。

2.鸡蛋菠菜汤

配方：鸡蛋 1 个，菠菜 250 克，生油 10 克，香葱 20 克。

功效：健脾增食。

制法：先将香葱、菠菜分别洗净，切碎，把鸡蛋打散，备用。

将生油 10 毫升倒入锅内烧至将沸，入菠菜碎及香葱翻炒，加水适量（500 毫升），煮沸，入打散的鸡蛋煮熟即成。

用法：当午餐或晚餐 1 次吃完。

3.冬菇红枣炖鸡

配方：冬菇 120 克，红枣 10 克，鲜鸡肉 200 克，生姜末 10 克，盐、油各适量。

功效及适应证：益气养血，健脾。适用于缺铁性贫血，疳证。

制法：先将前3味分别洗净，将鲜鸡肉切成小块，加入冬菇、红枣、生姜末、盐等调匀，置于炖盅内（或碗内），隔水炖，先大火煮沸后小火蒸，至鸡肉烂即可。

用法：趁热吃鸡肉、冬菇、红枣，每日1剂。

第八章
缺锌综合证

缺锌综合征是指血清锌含量降低为主，伴有不思乳食或厌食、积滞，疳证的脾失健运表现的证候群。

锌是人体重要的微量元素之一，参与身体多种酶的合成，与近 200 种酶活性有关。锌元素缺乏，可导致机体多种功能紊乱，影响小儿生长发育，致智力发育不良、免疫功能不足等。因此，防治锌缺乏综合征有着重要的意义。

中医学无锌缺乏综合征病名，属中医的厌食症、疳证等范畴。

一、诊断依据

（1）病史：有饮食中锌含量低，影响锌吸收、排泄的病史，如长期吸收不良、慢性腹泻等。

（2）临床症状：味觉减退，食欲不振，厌食，嗜食，消瘦；第二性征发育不全；智力发育不全，身体发育缓慢；免疫功能低下，易发生其他疾病，如上呼吸道感染；患儿皮肤有湿疹、皮炎等。

（3）检查：小儿血锌波动性大；发锌含量波动性小，但可靠性较差，仅供参考。

二、中医证治

缺锌综合征，属中医的厌食症、疳证、嗜食范畴，目前尚无统一分证，根据其临床表现，暂时分脾气虚弱证，胃阴不足证，脾胃郁热证，脾肾两虚证辨证论治。

1. 脾气虚弱证

主要症状：食欲不振，不思饮食，形体消瘦，精神不振，多汗，易外感，大便溏烂或便秘。

治疗：健脾益气，助运增食。

方药：五味异功散加减 党参10克，白术6克，茯苓10克，陈皮3克，苍术6克，甘草6克。

用法：水煎服，每日一剂。

2. 胃阴不足证

主要症状：面色不华，形体消瘦，皮肤干涩，胸闷腹胀，干呕泛恶，乳食不恶或厌食，但饮或饮多食少，大便干结，舌质干少津，苔少或剥苔，脉细。

治疗：养阴益气。

方药：养胃汤加减 沙参10克，麦冬8克，乌梅6克，生地黄8克，竹叶4克，甘草6克，石斛6克，白芍6克。

用法：水煎服，每日1剂。

3. 脾胃郁热证

主要症状：形体消瘦，能吃善饥，或嗜食成癖，腹胀满，大便不调，恶心呕吐，但饮。舌淡，苔薄白。

治疗：健脾清热，开胃增食。

方药：清胃散加减 生地黄8克，当归6克，升麻3克，牡丹皮6克，黄连3克，麦芽10克，荷叶8克，石斛8克。

用法：水煎服，每日1剂。

4. 脾肾两虚证

主要症状：形体消瘦，食欲不振，不思乳食，或厌肉食，或嗜食，发育落后，智力低下，平时易外感，易患反复呼吸道感染。舌质淡红，苔薄黄或黄厚，脉弦细。

治疗：健脾益肾。

方药：补肾地黄丸加减　牛膝 8 克，生地黄 8 克，牡丹皮 8 克，泽泻 6 克，淮山药 10 克，山茱萸 6 克，黑芝麻 8 克，鸡内金 8 克，麦芽 8 克。

用法：水煎服，每日 1 剂。

三、名医、专家治疗经验

（1）当代中医学家，中医儿科学专家，南京中医药大学江育仁教授认为小儿缺锌综合征，所出现的厌食、食欲不振等脾胃病证以运化失健为最常见的共同表现，采用补中寓消，消中有补，补不碍滞，消不伤正，能调和脾胃，扶助运化的运脾法治。运脾药中最崇苍术，其他如运脾开胃用山楂、神曲、鸡内金、谷芽、麦芽、莱菔子等，燥湿运脾用薏苡仁、佩兰、藿香、厚朴花、半夏等，理气运脾用陈皮、木香、香橼、枳壳、丁香，温肾运脾用益智、砂仁、干姜、豆蔻、附子等。分别用于乳食积滞，湿困脾土，中焦气滞，脾肾气虚型（证），用苍术、焦山楂、陈皮、鸡内金制成冲剂服治疗小儿缺锌综合征，有效率为 91.4%，疗效显著优于浓复方维生素 B 口服液。对照组，$P <$0.001。（《中医药研究》1992 年）

（2）李秀敏等报道，全国名老中医，当代中医儿科专家，王伯岳研究员认为小儿缺锌综合征厌食主要在于后天喂养不当，或由其他疾病影响。用药不当伤及脾胃，导致脾胃虚弱，纳化失权，以脾虚为多见，治疗主张健脾助运，方用五味异功散（党参 8 克，白术 6 克，茯苓 10 克，陈皮 3 克，甘草 6 克，黄精 8 克，炙鸡内金 6 克，青黛 1 克），随着脾气健运，则厌食缺锌得以治愈（《中国中西医结合杂志》）。

四、效方、单方

1. 大定风珠冲剂

来源：《国医论坛》1995 年

组成：白芍、生地黄、麦冬、炙甘草各 18 克，阿胶、生龟甲、生牡蛎、鳖甲各 12 克，火麻仁、五味子各 6 克，鸡子黄 2 枚。

用法：制成冲剂颗粒，10 克/袋，1 岁以下 1/4 袋，1～2 岁每次 1/3～1/2 袋，3～7 岁 1/2 袋，8 岁 1 袋，1 日 3 次。唐堪春等报道治疗 47 例，以葡萄糖酸锌粉常规量做对照组 43 例，两组显效为 33 例，有效 10 例，无效 2 例，中医疗效高于对照组（$P < 0.01$）。

2. 参苓白术散

来源：《广西中医药报》

组成：党参 10 克，茯苓 10 克，白术 10 克，白扁豆 10 克，莲子 10 克，薏苡仁 10 克，淮山药 20 克，陈皮 6 克，砂仁 1.5 克，桔梗 3 克，大枣 10 克。

用法：水煎服，每日 1 剂，7 岁以下酌减，30 天为 1 个疗程。周沛然用本方治疗 29 例，总有效率 79%，通过健脾，有助于锌的吸收。

3. 补锌糖浆

来源：《湖南中医杂志》

组成：太子参、制何首乌各 30 克，白术、茯苓各 24 克，熟地黄 2 克，陈皮 16 克，甘草 16 克。

用法：上药共研为粗末，煎熬成糖浆，每瓶 100 毫升，每毫升含生药 1.5 克，小于 3 岁者，每次 3 毫升，1～2 岁

4 毫升，3～4 岁 6 毫升，随月龄增长酌加，日 2 次，饭后 2 小时服。陈忠厚医师用本方治疗本病 100 例，连服 2 个月，治愈 81 例，无效 19 例。

五、调养保健

（1）合理安排小儿的饮食，注意烹饪的色、味、香齐全，刺激小儿食欲，鼓励小儿多吃些花生、芝麻、鱼肉、瘦猪肉、核桃、豆制品、猪肝、羊肉、奶等含锌量较高的食品。多食些富含蛋白质的食品。哺乳的小儿，鼓励母乳哺养。

（2）注意锻炼，增强体质，增强小儿的抗病能力，减少感染。

六、起居生活保健

（1）小儿对父母有依赖感，会带来安全、平稳的感觉，父母要爱护小儿，养成平静的生活习惯。父母的情绪会影响小儿，所以进食时父母要注意情绪的安定，切忌激动而影响小孩。

（2）小儿吃饭要固定地方，养成食有定时的习惯。吃饭时不要打骂小孩，教育小儿宜在饭后，以免影响小儿的食欲或引起反感。

（3）小儿时期，模仿力强，要善于诱导，培养小儿的独立能力，应对日常生活。

（4）尽快找出缺锌的原因，针对主要问题进行处理。

（5）有慢性腹泻的，要尽早治疗，以免影响脾胃的吸收、运化。

七、饮食保健

（1）不要给患儿吃生冷及难以消化的食品，以免影响脾胃的运化与吸收功能。

（2）烹饪患儿食物的厨房，要做好清洁工作。

（3）不要吃变质的食品，以免腹泻。

（4）不要乱给患儿吃容易引起腹泻或产生厌食的中药，如黄连、珍珠末等苦寒的药物或磺胺类影响脾胃功能的药物。如需要服用，应在医师的指导下应用。

（4）可以酌情或在医师指导下，服用含锌药物。

八、缺锌综合征的保健食谱

1.参芪汤

配方：党参 10 克，黄芪 10 克，白糖少许。

功效：益气固表。

制法：先将党参、黄芪切成片，加水适量，煮成汤，加白糖。

用法：给患儿服，每日 1 剂。

2.牛奶麦片粥

配方：鲜牛奶 250 毫升，麦片 50 克，白糖 10 克。

功效：健脾益气。本品含有较丰富的脂肪、碳水化合物、锌等。

制法：先将麦片放入锅中，加清水 200 毫升，浸泡半个小时后，煮沸，加入鲜牛奶、白糖，煮至熟烂即成。

用法：当早餐或午餐给患儿食用。

第九章
肾病综合证

肾病综合征是一种多原因的临床综合征，原发性肾病综合征病因目前不明，是一种临床上小儿常见的比较顽固的病证。以全身高度水肿为临床特征，以实验室检查大量蛋白尿，血清胆固醇增高，低蛋白血症为特点，俗称三高一低（高度水肿，高胆固醇，高蛋白尿，低蛋白血症）。实验室检查：尿常规可见管型，红细胞，蛋白尿增多。以白蛋白为主，尿蛋白定性常（＋＋＋）～（＋＋＋＋），定量＞50毫克/24小时，血清胆固醇常在5.7毫摩尔/升以上，血浆白蛋白与球蛋白倒置。多发生于3～8岁的小儿，本病起病比较缓慢，能及时发现，及时治疗，大多预后良好。若反复发病，常导致肾功能衰竭、尿毒症的发生，预后较差。

一、诊断依据

（1）主要症状：全身水肿，腰以下肿甚，呈凹陷性，按之没指，复原缓慢，反复发作，缠绵难愈，多见于3～8岁小儿。皮肤苍白，病程较长。发病前1～4周，多见有扁桃体炎、疮毒、水痘等病。

（2）实验室检查：蛋白尿定性（＋＋＋）～（＋＋＋＋），定量＞50毫克/24小时。血清胆固醇5.7毫摩尔/升以上，血浆白蛋白低下30克/升（或者≤25克/升），白、球蛋白比倒置。

二、中医证治

肾病综合征，中医属水肿的范畴，分为阳水与阴水两大类。但大多数属于阴水的范畴。阴水多见全身明显水肿，呈凹陷性，腰以下明显，皮肤㿠白，甚至出现腹水，脉沉乏力。病程较长，常反复发作，缠绵难愈。阳水多由眼睑开始，逐渐全身水肿，皮肤光亮，按之随手而起，尿量减少，甚至无尿。严重病例可出现头痛、呕吐、恶心、抽搐、昏迷或面色青灰、烦躁、呼吸困难等病变。

1. 脾虚湿困证

主要症状：肢体水肿，呈凹陷性，按之难起，面色㿠白或萎黄，倦怠乏力，精神差，肢端欠温，纳差，食欲不振，便溏，小便短少或无小便，苔白滑，脉沉缓，或弦缓。

治疗：健脾化湿，利水消肿。

方药：胃苓汤加减　白术 10 克，陈皮 3 克，甘草 6 克，茯苓 10 克，厚朴 3 克，甘草 3 克，猪苓 6 克，桂枝 3 克，泽泻 6 克，黄芪 10 克。

有水肿，必利尿消肿，故用五苓散，大多数医者用实脾饮加减，实脾饮，健脾化湿力强，而利水不足，故编者改用胃苓汤以利水消肿为主。水肿消退后用补中益气汤巩固。

用法：水煎服，每日 1 剂。

2. 肾阳虚证

主要症状：肢体水肿，呈凹陷性，按之难起，肢凉，夜睡不安，夜尿多，怕凉，身倦乏力，口淡不思饮食，面色㿠白或晦暗，大便溏烂或五更泄泻。舌淡苔白腻，脉沉、缓。

治疗：补肾温阳，利水消肿。

方药：附桂八味丸加减 附子 3 克，桂枝 3 克，泽泻 6 克，猪苓 6 克，牡丹皮 6 克，茯苓 8 克，山茱萸 8 克，淮山药 10 克，麦芽 8 克，黄芪 10 克。

用法：水煎服，每日 1 剂。

3. 肝肾阴虚证

主要症状：曾经水肿或无水肿，但尿蛋白量多，两颧潮红，或自汗、盗汗，夜睡不宁，头晕头痛，喜饮恶食，或欲食而食不多，烦躁，低热或手足心热，舌苔少黄或无苔，或剥苔，脉细数。

治疗：滋阴补肾，平肝。

方药：六味地黄丸 生地黄 8 克，熟地黄 8 克，牡丹皮 6 克，泽泻 6 克，山茱萸 8 克，茯苓 8 克，淮山药 8 克，白茅根 10 克，枸杞子 8 克。

用法：水煎服，每日 1 剂。

三、外治法

壮医药线点灸疗法

取穴：肾俞、膀胱俞、三阴交、气海、关元、阳陵泉。

方法：每个穴位每次灸 1～2 壮，每天 1 次，7 天为 1 个疗程。

四、名医、专家治疗经验

（1）长春中医学院安笑然老师报告，该院王烈教授认为小儿肾病以标本兼顾为原则。该病是以水肿为主症，攻邪不仅是利水，并包括消除病因及改善病理变化；扶正除补益病脏之外，还应调节病脏的气血异常状态，标本兼顾可获全功。

（2）天津中医学院院长李少川教授指出，中医认为小儿肾病病机主要为脾虚水泛而致，提出"肾病治脾"的学术思想，主张用健脾利湿治疗，同时配合疏风清热，清热利湿，疏解清化法综合治疗，以胃苓汤为基础方。药用紫苏叶、茯苓、泽泻、厚朴、太子参、白术、陈皮、猪苓、知母、麦冬、黄精等。兼湿热内蕴型加藿香、炒栀子、黄柏、槟榔等；兼脾肾阳虚型加补骨脂、黄芪、桂枝、紫河车等；兼肝肾阴虚型，加生地黄、淮山药、山茱萸、墨旱莲等，共治疗肾病综合征 115 例，完全缓解者 76 例，部分缓解 28 例，未缓解 11 例，总有效率 90.4%（《天津中医》1996 年）。

五、效方、单方

1. 黄芪刺五加皮片

每片含黄芪生药 1 克，刺五加皮浸膏 0.1 克。每次 4～6 岁 3 片，7～14 岁 4 片，每日 3 次，服药 1～1.5 年。王韵琴医师报道用本药片治疗，2 年后复发率治疗组为 31.8%，对照组为 86.6%，两组相比 $P < 0.1$，提示黄芪刺五加皮片有抗复发的作用。姜新献报告，黄芪刺五加片治肾病，可提高皮质激素水平，纠正免疫功能紊乱，减少复发的次数。

2. 补肾健脾汤

党参、黄芪、炒麦芽、白茅根各 15 克，白术、猪苓、熟地黄、菟丝子、淫羊藿各 10 克，陈葫芦 20 克，附子、椒目、泽泻各 6 克。

3. 代激素方

组成：何首乌、淮山药、党参、黄芪、甘草、紫河车等，各等分，共研为末。

适应证：此方为上海铁路医学院颜法馨教授经验方。适用于应用西药激素治疗的肾病已出现激素依赖现象及撤减激素的病例肾病综合征。

用法：每次服 1.5 克，日 3 次，开水送服。治疗 30 余例，皆取得满意效果，未见后遗症，亦未见复发（周龙风等，肾病综合征）。

六、调养保健

（1）患肾病综合征的小儿初期或水肿未完全消退，应卧床休息至水肿彻底消退，血压正常。

（2）要彻底治愈诱发病灶，如皮肤疮毒、预防感冒等。

（3）患肾病综合征的小儿，应及时诊治，避免使用对肾脏功能有损害的药物（包括中药、西药）。

（4）家长要注意小儿神色、呼吸、水肿、呕吐物、尿量的变化，以便及时发现变证（合并症）的发生。

七、起居生活保健

（1）患儿居室要空气流通、新鲜，要控制患儿的饮水量。

（2）患肾病的小儿不宜参加激烈的活动，如跑步、踢足球等。

（3）已经用西药治疗的，要遵守医生的医嘱，按时服药，不可随便减少用药剂量。

（4）防止感染，不要到温差大或人多的公共场所去。

八、饮食保健

（1）小儿肾病综合征要严格控制钠盐及水的摄入，水肿期要绝对禁止钠盐（普通食盐）的摄入和控制水的摄入，应予无盐饮食，至小便增多，水肿消退后，可根据病情予以钠盐。

（2）小儿肾病多尿期要加强营养，保证热量供给，防止感染，很多病例合并有高血压病，要注意纠正。

（3）小儿肾病综合征以流质饮食或软饭饮食为主，不吃难以消食的如葛根等。

（4）恢复期水肿消退后，要积极补充营养，补充患儿因疾病的消耗。

九、肾病综合征的保健食谱

1. 荷莲豆煲西洋鸭

配方：荷莲豆（民间草药）30克（干品），西洋鸭肉250克，蝉蜕6克。

功效及适应证：健脾利解，利水消肿。适用小儿肾病综合征各型。

制法：先将上3味洗净，西洋鸭肉切成小块，荷莲豆切成短段，共放入锅内，加水500毫升，煮至西洋鸭肉熟烂为止。

用法：1次喝汤、吃鸭肉，1次吃不完分2次吃。

2. 冬瓜赤小豆薏苡仁汤

配方：冬瓜（黑皮者佳）200克，赤小豆30克，薏苡仁 30 克。

功效及适应证：健脾祛湿，利尿消肿。适用小儿肾病综合征水肿期或恢复期。

制法：上 3 味分别洗净，冬瓜切成小块，后两味先放入锅内，加水适量，煮至快熟时加入冬瓜块，至赤小豆烂即成。

用法：午餐或晚餐 1 次吃完。

第十章
遗尿症

遗尿症是指 3 岁以上的小儿睡中小便自遗，醒后方觉的一种病症。本病的发生与小儿生理特点有关。主要发生在 3 岁以上的小儿，此阶段属于幼儿期，形体发育未全，脏气未充，一旦元气不足，肺、脾、肾功能失调，膀胱失约，津液封藏不利，而成遗尿，属虚证的范畴。对小儿的生长发育一般无影响，但也有病情反复延迟至更大年龄，甚至成年人的，常常因病讳医，而遗尿迁延不愈致精神抑郁，严重影响心理健康。

一、诊断依据

（1）发病年龄在 3 周岁以上。

（2）睡眠时遗尿，轻者数日 1 次，每日必遗，或一夜数次，持续数日、数月，醒后能自控排尿。

（3）小便实验室检查无异常，排除神经系统和泌尿系统感染性疾病。

（4）X 线检查：少数患儿可见脊柱裂。

二、中医证治

1. 肾气失固

主要症状：睡中经常遗尿，每日 1 次，甚至 1 夜数次，尿清而长，熟睡不易唤醒，醒后方觉，神倦乏力，面色㿠白，肢端不温，记忆力减退，舌淡苔少，脉细弱。

治疗：补气固肾，收涩止溺。

方药：四神丸合缩泉丸加减　补骨脂 10 克，五味子 5 克，吴茱萸 3 克，肉豆蔻 6 克，乌药 6 克，淮山药 10 克，益智 6 克，金樱子 10 克。

用法：水煎服，每日 1 剂。

2.肺脾气虚

主要症状：睡中遗尿，自汗出，面色萎黄，气短懒言，食欲不振，胃纳少，不思食，大便溏烂，舌淡，脉细。

治疗：健脾益气，固涩缩尿。

方药：固脬汤加减　黄芪 10 克，菟丝子 6 克，金樱子 10 克，五味子 5 克，淮山药 10 克，益智 8 克，乌药 6 克。

用法：水煎服，每日 1 剂。

3.肝郁热结证

主要症状：睡中遗尿，气味腥臊，尿色淡黄或黄，心烦急躁，龂齿，唇红，舌红苔黄，脉弦。

治疗：清热疏肝，固肾止溺。

方药：龙牡甘麦大枣汤加减　甘草 6 克，浮小麦 12 克，龙骨 15 克，牡蛎 15 克，柴胡 6 克。

用法：水煎服，每日 1 剂。

三、外治法

（1）灸法：肾俞，足三里双，关元，中极，三阴交双。每次取 2～3 个穴位，每个穴位针灸 7～9 次，每日 1 次。

（2）脐疗法：麻黄 24 克，益智 12 克，五倍子 12 克，肉桂 12 克。上药共研为末，每次取 10 克，睡前用醋调成糊状，敷脐内，纱布固定，24 小时除去，每 3 天 1 次，连敷 4 次。

四、名医、专家治疗经验

（1）北京中医药大学赵绍琴教授用加减升降散升清降浊，调畅气机，荡涤胃肠积滞治肝郁热结小儿遗尿。蝉蜕 6 克，姜黄 6 克，柴胡 6 克，黄芩 6 克，川楝子 6 克，僵蚕 10 克，大黄 2 克。水煎服，每日 1 剂。

（2）山东省临沂地区人民医院主任医师姚子扬自拟"控尿饮"：枣仁、牡蛎各 15～30 克，甘草 6～10 克，水煎服，姚老认为：小儿遗尿症，患儿睡眠过实，梦而遗尿，与大脑过度抑制有关，故用生枣仁补养心肝，调节中枢神经，牡蛎滋肾固摄，可以缩尿，甘草调和诸药。肾得养，脑髓得调，睡眠顺时有序，遗尿自愈。

五、效方、单方

1.独圣散

五倍子粉（半生用，半炒焦）10 克，糖水送服，每日 2 次。

2.遗尿停

黄芪、韭菜子、菟丝子、五味子、桑螵蛸、生栀子各 6 克，制成胶囊剂，每粒 0.5 克。3～6 岁每次 1.5 克，7～9 岁每次 2 克，10～12 岁每次 2.5 克，每日 3 次。浙江中医学院副教授余景茂用本方治疗 42 例，对照组 22 例，用西药多尿灵 0.25 毫升/（日·千克），每日 2 次，7 天为 1 个疗程，均用 2～4 个疗程，结果两组分别为 50％、32％，疗效差异显著，$P < 0.01$。

六、调养保健

（1）积极配合服药和各种精神治疗。

（2）听从医生的指导，鼓励患儿消除紧张害怕，讳医的情绪，积极治疗，尽量服中药治疗。

（3）注意加强锻炼，增强体质。

七、起居生活保健

（1）遗尿衣裤要及时更换，被褥宜曝晒。

（2）严格控制睡前饮水量及味甜有利尿作用的食物。

（3）养成良好的自控排尿习惯，夜间要定时唤醒患儿排尿。

（4）注意患儿身心健康，不要歧视患儿，使其产生惧怕心理。

八、饮食保健

（1）饮食以软饭或稠粥为主，注意富含营养，容易消化、吸收。

（2）饮食以清淡为主，尽量减少盐的摄入，不宜太咸。

九、遗尿症的食谱

1. 鸡肠饼

配方：鲜鸡肠一具，面粉 25 克，盐适量。

功效及适应证：健脾化湿，益肾收涩。适用于小儿遗尿各型。

制法：先将鸡肠剪开洗净，焙干研末，加面粉，拌搓成面团，加盐适量调味，按常规制成饼即可。

用法：分 2 次吃完，当午餐、晚餐吃。

2. 益智缩尿茶

配方：益智 10 克，淮山药 10 克，乌药 10 克，金樱子 12 克。

功效及适应证：补肾固涩，缩尿止溺。用于小儿遗尿各型。

制法：将上药洗净入锅，加水 800 毫升，煎取 500 毫升。

用法：当茶饮。

3. 附子煲羊肉

配方：鲜羊肉 200 克，附子 5 克，丁香 3 克，花椒 5 克，蝉蜕 5 克，盐适量。

功效及适应证：补肾固摄，缩尿止遗。适用于小儿遗尿各类型。

制法：先将羊肉和各味分别洗净，羊肉切成细块，入煲，加调料，拌匀。加水适量，煮至羊肉烂熟即可。

用法：当午餐、晚餐的菜肴吃。

4. 圆肉杞子猪腰汤

配方：鲜猪肾一个，龙眼肉（桂圆肉）10 克，枸杞子 10 克，盐少许。

功效及适应证：补肾固摄。用于小儿遗尿各型。

制法：先将鲜猪肾洗净，切成小块，将龙眼肉（桂圆肉）、枸杞子放入锅内，加水适量，煮至沸，加入猪肾块、配料，煮熟即可。

用法：当午餐、晚餐的菜肴吃。

第十一章
病毒性心肌炎

病毒性心肌炎，顾名思义是由于感染病毒，引起心肌炎症病变，临床以精神疲倦乏力，面色无华，胸闷心悸，多汗，肢冷为特征的一种儿童心血管疾病。多继发于反复感冒、麻疹、水痘、腮腺炎、泄泻等病，尤以柯萨奇病毒引起的泄泻为多见。以 3～10 岁的儿童为多。一年四季均可发病，近年有上升趋势。

本病临床症状轻重不一，如能及早发现，及早治疗，预后大多良好，部分患儿未能及时发现和治疗，病情缠绵不愈，成顽固的心悸，常需数月，甚至数年的治疗才能治愈。

一、诊断依据

（1）发病前有明显的反复感冒、麻疹、水痘、腮腺炎、泄泻等病史。

（2）有典型的精神疲倦乏力、胸闷气短、心前区疼痛、面色无华、头晕、多汗、心悸心慌、四肢凉等症状表现。

（3）心脏听诊，可见心率快，心音低钝，期前收缩，二联律或三联律，心尖部可闻及收缩期杂音。

（4）心电图检查：可有不同程度的心律不齐，S-T 段下移，T 波低平或倒置。

（5）实验室检查：谷草转氨酶、乳酸脱氢酶、肌酸肌酶同工酶增高。

二、中医证治

1. 热邪犯心

本病多见于患病初期，病前有反复感染或腹泻病史。

主要症状：鼻塞流涕，发热不退或不发热，咳嗽有痰，或见腹泻、腹痛，四肢酸楚疼痛，气短，心悸，胸闷胸痛，舌红苔薄黄，脉细或结代。

治疗：清热解毒，养心安神。

方药：银翘散加减　连翘、金银花、桔梗、丹参、赤芍、芦根、竹叶、牛蒡子、甘草。

用法：水煎服，每日1剂。

2. 痰瘀阻心

主要症状：神倦乏力，胸痛，心慌心悸，头晕，气短，咳嗽有痰，咽痛，汗出，盗汗，舌淡红或晦暗，苔薄白。

治疗：化痰祛瘀，宁心安神。

方药：瓜蒌薤白半夏汤加减　瓜蒌、薤白、法半夏、丹参、赤芍、红花、甘草、延胡索。

用法：水煎服，每日1剂。

3. 心阳虚弱

主要症状：头晕疼痛，胸痛，神疲乏力，自汗、盗汗，四肢不温，甚则大汗淋漓，四肢厥冷，口唇及指末发绀，呼吸微弱，舌淡苔薄白或无苔，脉细微。

治疗：回阳养心。

方药：桂枝加人参汤　桂枝5克，白芍8克，炙甘草8克，人参6克，干姜3克，白术10克，黄芪10克，浮小麦10克。

用法：水煎服，每日 1 剂，甚则 2 剂。

4.心血亏虚

主要症状：面色㿠白无华，头晕，胸痛或胸闷，气短乏力，夜睡不宁或少寐，心悸心慌，舌淡，苔薄白，脉细弱或细缓或结代。

治疗：养心宁心，安神。

方药：养心汤加减　黄芪、当归、人参、五味子、柏子仁、酸枣仁、川芎、桂枝、炙甘草、茯神、远志。

用法：水煎服，每日 1 剂，连服 20 剂。

5.气阴两虚

主要症状：面色不华，反复感冒，气短懒言，心胸闷胀，心悸心慌，夜睡不宁，舌淡少苔，苔薄白，脉细弱无力或结代。

治疗：益气养心。

方药：生脉散合炙甘草汤加减　麦冬 8 克，太子参 10 克，五味子 3 克，炙甘草 10 克，熟地黄 6 克，桂枝 3 克，阿胶 8 克，火麻仁 6 克，茯神 10 克，甘松 6 克。

用法：水煎服，每日 1 剂。

三、名医、专家治疗经验

（1）当代儿科专家北京中医药大学刘弼臣教授认为病毒性心肌炎，多属虚热或湿热型，用栀豉汤加味（栀子、淡豆豉、连翘、黄芩、丹参、苦参、蚤休、万年青、焦三仙、莱菔子）治疗。

用法：水煎服，每日 1 剂。

（2）上海中医研究馆董廷强研究员用桂枝、龙骨、牡蛎汤（桂枝、龙骨、牡蛎）为主，汗多加浮小麦、麻黄根、糯稻根；睡梦惊扰加朱砂、麦冬、龙骨、远志；胸闷不适加郁金、香附；胃纳少加佛手、陈皮；阴血亏加生地黄、当归、阿胶、枸杞子；心气弱加党参、黄芪、五味子；唇青舌晦暗，脉结代者加丹参、赤芍、红花、川芎；面色不华，舌淡肿者加附子等。

（3）北京中医医院宋祚民教授对余热未尽，伤及心阴的病毒性心肌炎，治以清余热，养心阴，用自拟心肌炎Ⅰ号：大青叶、丹参、生地黄、白芍、沙参、万年青、娑罗子、炙甘草。心阴虚治以育阴养心，用心肌炎Ⅱ号：沙参、黄芩、炙鳖甲、鸡血藤、白芍、炙甘草。心气虚，心阳虚治以补益肝脾，通脉养心，用心肌炎Ⅲ号：太子参、茯苓、远志、炙甘草、五味子、娑罗子、桂枝。气阴两虚，治以益气养阴，用自拟心肌炎Ⅳ号。

四、效方、单方

1. 通脉口服液

组成：当归、赤芍、山楂、降香、三七、丹参、姜黄、川芎。

用法：每 1 毫升含生药 1 克，6 岁以下者，每次 20 毫升，口服，每日 2 次。用于瘀血阻滞。陈主义等医师用本方治疗 43 例，10 次为 1 个疗程，用 1～3 个疗程。

2. 普济消毒饮加减

组成：黄芩、栀子、牛蒡子、僵蚕、麦冬各 6～12 克，陈皮、连翘、桔梗各 7～10 克，甘草、薄荷、玄参、金银花、菊花各 10～15 克，板蓝根 10～20 克。

用法：水煎服，每日 1 剂，15 天为 1 个疗程。汪溶医师报道用本方治儿童、成人心肌炎 48 例，结果治愈分别为

16 例、10 例，有效 28 例、25 例，无效 4 例、13 例。

五、调养保健

（1）注意休息，急性期至少休息至退热后 3 个星期，避免疲倦过度，不宜作剧烈运动。

（2）多做阳光浴，注意根据天气变化而增减衣服，预防感冒。

（3）注意饮食，预防冬、夏季腹泻发作，如果腹泻要及时诊治。

（4）注意患儿的病情变化，如发现心跳加快，呼吸急促或面色青紫，应及时诊治。

六、起居生活保健

（1）加强体格锻炼，增强抗病能力，预防感冒和腹泻的发生。

（2）冬、秋季，腹泻流行期内，勿带患儿到温差大和人多的公共场所玩耍。

（3）居室阳光充足，空气流通、新鲜。

七、饮食保健

（1）加强科学合理的饮食，尽量不饮冰凉的饮料，不吃隔夜的饭菜。

（2）患儿消化力不强，不吃油腻难消化的食品。

（3）尽量不吃酸、辣的食品。不饮浓茶。

（4）食品要富含营养，易于消化。

（5）重病患儿宜吃流质饮食。

八、病毒性心肌炎的保健食谱

1.圆肉杞子粥

配方：龙眼肉（桂圆肉）15 克，枸杞子 12 克，大米 30 克。

功效：养心补血，健脾。

制法：上述配方用料分别洗净，先将大米放入锅内，再加入其余配料，加水适量，煮成粥即可。

用法：午餐或晚餐吃。

2.当归黄芪乳鸽煲

配方：当归 6 克，黄芪 20 克，大枣 10 克，枸杞子 12 克，乳鸽 200～250 克，姜、酒各适量。

功效：益血补气，安神养心。用于恢复期。

制法：以上配料分别洗净，乳鸽去毛及内脏，切细块，姜去皮剁成蓉或切成片，拌乳鸽，置于煲上，加入其余配料，加水适量，煲熟。

用法：午餐或晚餐当菜吃。

第十二章
佝偻病

佝偻病是儿科常见的疑难杂病，是婴幼儿常见的慢性营养缺乏性疾病，是中华人民共和国卫生部颁发的"小儿四病防治"中重点防治四病之一。初起以多汗、烦躁，夜间啼吵或惊叫，神情呆滞，枕部毛发脱落为特征，以后发展至肌肉松弛，囟门迟闭，甚至鸡胸肋外翻，下肢弯曲。

本病多发于3岁以下小儿，发病率北方比南方高，工业城市比农村高，如能及时诊治，本病一般预后良好。

由于是缺乏维生素D所致，西医称之为维生素D缺乏佝偻病，中医无此病名，分属于五迟、五软、鸡胸、龟背的范畴。

当前由于大力开展儿童保健工作，发病率已明显下降。但由于工业的发展、城市空气的污染、房屋建筑的密度高等因素，佝偻病仍是小儿的多发病。

一、诊断依据

（1）发病早期可见：多汗、烦躁、夜间啼吵或惊叫、精神呆滞、枕部毛发脱落、肌肉松弛、囟门迟闭、牙迟、贫血、肝脾肿大等。

（2）发病激期可见：除早期表现外，可见方颅、乒乓头、串珠肋、肋外翻、鸡胸、漏斗胸、手足镯、"O"形或

X 形腿、脊柱畸形等。

（3）检验：血清碱性磷酸酶增高，血清磷下降，钙、磷乘积小于 30。

（4）腕骨 X 线检查提示：骺端毛刷状或口杯状改变，可见骨质疏松，皮质变薄。

二、中医证治

1. 气阴不足证

多见于早期。乃脾虚气弱，肝阴不足所致。

主要症状：多汗、烦躁、夜间啼吵、惊怕、肌肉松弛、毛发脱落等。

治疗：益气养阴。

方药：六味地黄丸合生脉散加减　熟地黄 8 克，牡丹皮 6 克，山茱萸 8 克，泽泻 6 克，淮山药 8 克，茯苓 8 克，太子参 10 克，麦冬 6 克，五味子 3 克，白芍 6 克。

用法：水煎服，每日 1 剂。

2. 脾肾不足证

多见于佝偻病激期的患儿，病情渐久，涉及肾气，肾主骨，骨骼有改变。

主要症状：面色不华，惊恐，串珠肋，鸡胸。或"O"形腿、"X"形腿。方颅，囟门迟闭，形体瘦弱，行走迟缓，舌苔少，脉迟无力，指纹淡。

治疗：健脾补肾。

方药：归脾汤加减　黄芪 15 克，白术 6 克，茯苓 8 克，白芍 6 克，当归 6 克，牡蛎、珍珠母各 12 克，首乌藤（夜交藤）10 克，浮小麦 10 克。

用法：水煎服，每日 1 剂。

三、名医、专家治疗经验

（1）当代中医学家，中医儿科学专家，南京中医药大学江育仁教授认为，本病多为先天禀赋不足，后天哺养失当所致，肝肾虚为本。肾主骨，齿为骨之余，肝主筋，肝肾阴亏，筋骨软痿出现齿迟、立迟、行迟等症。心主血脉，发为血之余，气血不足，心气不足，可见智力不发育和发迟、语迟。脾主肌肉，肌肉筋骨失于滋养而发五软，故治五软，宜补益心肾，以六味地黄丸加减，常用药物：熟地黄、淮山药、山茱萸、枸杞子、鹿角霜各10克，当归、白芍、牡丹皮各6克。治五软多补肾，养脾胃，以六味地黄合补中益气汤加减，常用药：熟地黄、淮山药、炒党参、炒白术、龟甲、炙黄芪、当归、鹿角霜各10克，牛膝6克。

对有些先天不足的婴幼儿，患早期佝偻病，有前额宽大、脱发呈圆状、胸骨较突出、易汗、夜间惊叫等症状，江育仁常用加味桂枝龙牡饮：炙桂枝5克，生白芍、炙甘草各6克，牡蛎20克，龙骨20克，滋石20克，鹿角片10克，补骨脂10克，肉苁蓉10克，多收疗效。

（2）上海中医药大学曙光医院朱瑞群教授根据多年的经验和中医理论，创立了"抗佝偻病"方，药用黄芪20克，菟丝子20克，煅龙骨10克，炒麦芽10克，白术12克。本方针对脾肾二脏，治其根本。山东吕异平医师用本方加龟甲胶20克，浮小麦15克，治疗56例，水煎服，每日1剂，30剂为1个疗程，治愈23例，显效24例，有效9例。

四、效方、单方

1.健骨冲剂

组成：黄芪、茯苓、枸杞子、丁香、牡蛎、鸡内金。

适应证：适用于佝偻病各类型。

用法：上药制成冲剂，2 岁以下每次服 7.5 克，每日 2 次；3～5 岁，每次 7.5 克，每日 3 次；6 岁以上每次 15 克，每日 1～2 次，4 周为 1 个疗程，治疗 2～3 个疗程。治 60 例，用龙牡壮骨冲剂做对照治 30 例。结果：分别治愈 28 例、10 例；有效 30 例、14 例；无效 2 例、6 例。治疗效果显著优于对照组，$P \leqslant 0.05$。

2.佝偻糖浆

组成：黄芪、菟丝子、白术各 10 克。

适用证：适用于佝偻病各期。

用法：以上为 1 剂量，制成 30 毫升糖浆，每日 3 次，每次 30 毫升，服药 2 个月，服药期间用维生素 D 制剂。结果：多汗有效率 96.4％，烦躁、尿臭、夜惊有效率分别为 90.6％、90.4％、88％，22 例血清碱性磷酸酶升高，2 个月后恢复正常。

五、起居生活保健

（1）佝偻病患儿不宜久站、久坐，防止发生骨骼变化。

（2）不要系裤带，宜穿背带裤，防止肋骨外翻。

（3）做日光浴时，不要使其他部分受凉，感染其他疾病。

（4）每日上午做 1 次日光浴，增强患儿体质，积极预防疾病。

（5）不要接触传染病患者，以免感染后使病情加重。

（6）户外活动要随季节和年龄而定：冬季天气晴朗时，年龄较大的患儿应多到户外活动，接触日光的照射，年龄较小的，家长亦应多抱到户外接触阳光或晒太阳。

（7）患病的儿童，汗出较多，要勤换衣服，保持皮肤的清洁卫生，防止受凉，预防感染和外伤。

（8）要注意保健检查，及时发现、治疗。

六、饮食保健

（1）佝偻病多由喂养不当，缺乏维生素 D 引起，所以加强科学地饮食调理很重要，喂养的小儿，无论是母乳喂养或人工喂养，提倡多哺以母乳，因为母乳含维生素或微量元素等营养物质较合理。

（2）母乳喂养的小儿要及时添加蛋黄、菜泥、瘦肉末等。

（3）要注意维生素 D 的摄入，根据小儿是母乳喂养还是人工喂养，每日适量补充。

七、佝偻病的保健食谱

1. 黄芪猪骨汤

配方：黄芪 30 克，五味子 3 克，猪肝 50 克，猪骨头（腿骨）500 克。

功效及适应证：益气健骨。用于佝偻病各型（期）。

制法：先将猪肝、猪骨头分别洗净，将骨头砍成细块，猪肝切成薄片，将前 2 味中药及猪骨头入锅内，加水 500～

800 毫升，煮 1 小时后，将切好的猪肝片加入煮至肝熟即可。

用法：午餐或晚餐当汤饮，1 次饮不完，分 2 次饮。

2. 熟地鹌鹑蛋

配方：熟地黄 20 克，鹌鹑蛋 9 只。

功效及适应证：健脾补气，滋阴补肾。适用佝偻病各型（期）。

制法：先将两味分别洗净，鹌鹑蛋入锅，煮至半熟，加入熟地黄同煮，加水适量，煮 20 分钟即可。

用法：早、中、晚各服蛋 3 枚，饮汤，连服 1 个月。

第十三章
小儿痫证

　　小儿痫证又称癫痫，群众称羊癫风或发猪癫，因其突然大发作时，喉内痰多发出如羊或猪被人杀后临死前的叫声，故称之。是一种阵发性精神障碍性病证，一个月或一年发作 1 次或数月、数年发作 1 次，发作没有规律，无论年龄，一年四季可发作，但多见于小儿，有遗传史或家族史。

　　小儿痫证以突然仆倒，不省人事，口吐涎沫，四肢抽搐，两目上视 1～5 分钟，后苏醒如常人，或突然短暂的意识丧失，两目凝视，正在进行的活动停止，语言中断，一般不超过 30 秒恢复正常为特征。多发于学龄前儿童，发作频繁者较难治疗，年龄越小，预后越不良，长期反复发作，可影响智力的发育。

一、诊断依据

　　（1）大发作时突然昏倒，项背强直，四肢抽搐，或仅两目凝视，呼之不应，或头部下垂，肢软无力。

　　部分发作时形式多样，如口、眼、手等局部抽搐而无突然昏倒，或幻视，或呕吐、多汗，或语言障碍，或无意识的动作等。

　　（2）起病急骤，醒后如常人，反复发作。

　　（3）多有家族史，每因惊恐、劳累、情绪过激而诱发。

有产伤史、颅脑外伤史。发作前常有眩晕、胸闷等先兆。

（4）脑电图检查可见癫痫波。有条件者可作 CT、磁共振检查。

二、鉴别诊断

注意与感冒惊厥、中风、痉病、厥证等鉴别。

1. 感冒惊厥

中医又叫感冒夹惊，是指小儿感冒，伴有发热（高热）引起的小儿惊厥表现。发生在高热初起时，大多发生在 6 个月至 3 岁的小儿，4 岁以后发病较少，抽搐多为 1 次性，很少抽搐 2～3 次，抽止后精神尚好，脑电图正常。

2. 中风

小儿痫证与中风均可猝然仆倒，不省人事，但中风的猝然仆倒，不省人事时间较长，重者不醒。无口吐涎沫，醒后多见偏瘫出现，手足不能运动，或舌强不能言语，不能骤愈。

三、中医证治

小儿痫证发作期多从惊、从风、从痰、从瘀论治，缓解期（休止期）多从脏腑论治从事调理。

（一）发作期

1. 惊痫

主要症状：发作时惊叫，急啼，惊惕不安，如人被捕之状态，面色乍红乍白，吐舌，苔薄白，脉沉滑。

治疗：镇惊安神，定痫。

方药：甘麦大枣汤加减　甘草、浮小麦各 12 克，茯神

10克，冬瓜子6克，远志2克，钩藤6克，分3次冲服。

甘麦大枣汤原为治妇女脏躁之方剂，在此治小儿惊痫，乃取其药性平和，药味亦不甚苦，小儿乐于接受，符合小儿生理、病理特点。

用法：水煎服，每日1剂。

2. 风痫

主要症状：发作时神志昏迷，两眼窜视，面色红赤，手指抽动，或屈指如数物，颈项强直，苔白腻，脉弦滑。

治疗：驱风定痫。

方药：定痫丸加减　天麻6克，石菖蒲6克，远志2克，竹沥5毫升，川贝母5克，胆南星3克，半夏6克。

用法：水煎服，每日1剂。

3. 痰痫

主要症状：发作时神志模糊，两眼上窜或直视，口吐涎沫或痰涎，喉内痰鸣辘辘，或喉内有痰壅盛，面色欠华或晦暗，四肢抽搐有力，苔白厚或白腻，脉弦滑。

治疗：涤痰开窍，定痫。

方药：涤痰汤加减　橘红3克，法半夏6克，胆南星6克，石菖蒲6克，枳实6克，清竹茹6克，茯苓10克，甘草6克，党参8克，莱菔子6克，浙贝母6克。

用法：水煎服，每日1剂。

4. 瘀血痫

主要症状：有外伤或产伤史，多因有上述病史而发，发作前有头痛的先兆或发作时有头眩头痛，而突然仆倒或神昏窍闭，四肢抽搐，大便坚硬，形体消瘦，肌肤枯燥或色青或紫，面色泛青，舌红少津，可见瘀斑或瘀点，脉细涩。

治疗：活血化瘀，通窍定痫。

方药：血府逐瘀汤加减　桃仁6克，红花3克，川芎6克，赤芍6克，牛膝6克，当归尾3克，枳壳6克，桔梗3克。

用法：水煎服，每日1剂。

（二）缓解期（休止期）

指非发作或发作时用药已经治好。从脏腑辨证。

1. 脾虚痰郁

主要症状：病程日久，平时神倦乏力，面色无华或㿠白，时见眩晕或头痛，咳嗽有痰，或喉内痰鸣，食欲不振，大便不调，舌淡苔薄白，脉细沉或细滑。

治疗：健脾化痰，通窍定痫。

方药：六君子汤　党参10克，白术8克，茯神8克，陈皮3克，法半夏6克，钩藤6克，牡蛎15克，菖蒲6克，远志2克，胆南星6克。

用法：水煎服，每日1剂，每30剂后，暂停药7天，续服。

小儿痫证缓解期，注意长期治疗1～2年，总的治疗原则是扶正补益，化痰或活血化瘀定痫。

2. 脾肾气虚

主要症状：痫证多于夜间或情绪激动后，或进食后，尤其暴食暴饮后发作，平时则见时有眩晕，智力迟钝，神倦乏力，食欲不振，或少食懒言，肢端欠温，睡眠不宁，大便溏薄，舌质淡红，苔薄白，脉细沉或细弱。

治疗：益脾补肾。

方药：（1）河车八味丸加减　紫河车10克，熟地黄8克，党参10克，天冬6克，麦冬8克，龟甲10克，牛膝8克，茯苓10克，牡蛎10克，五味子3克。

（2）补中益气丸加减　柴胡6克，升麻5克，党参10

克，黄芪 10 克，白术 8 克，陈皮 3 克，当归 6 克，酸枣仁 8 克，首乌藤（夜交藤）10 克。

两方交替使用，每方服用 15 天，水煎服，每日 1 剂。

四、外治法

针灸

体针：人中、神门、大椎。

发作时用毫针或三棱针针刺上穴 5 分钟，不留针。

足三里、内关、神门、合谷、心俞。

以上每次取 2～3 个穴位，平补平泻法，或灸法，每日 1 次，或隔日 1 次。

五、名医、专家治疗经验

（1）上海中医文献馆董廷瑶研究员治疗痫证：涤痰宣窍法治疗痰浊蒙窍证（痰痫），方选涤痰汤化裁；滋阴息风法治疗痰热伤阴证，方选增液汤，生脉散，复脉汤，定风珠类方；镇惊宁心法，治疗痰浊未除而余痰深潜，阻结窍络者，用镇心丸（琥珀、天竺黄各 9 克，胆南星、珍珠、金箔各 3 克，牛黄 1.5 克，蜜为丸，金箔为衣）；扶正养神法治疗先天不足，神志怯弱，用周慎斋金箔镇心丸（人参、紫河车、茯神、琥珀、朱砂、珍珠各 3 克，甘草 1.5 克，蜜丸，金箔为衣）。

（2）浙江中医学院詹起荪教授治疗经验：定痫豁痰汤（明矾、钩藤、制全蝎、地龙、辰砂、茯苓、当归、白芍、郁金、陈皮）。痰阻气道加浙贝母，化橘红；乳食积滞加神曲，炒谷芽，炒薏苡仁；血滞心窍者加丹参。

六、效方、单方

健脑镇静散

组成：天麻 6 克，钩藤 20 克，天竺黄 10 克，石菖蒲 15 克，丹参 15 克，何首乌 15 克，地龙 6 克，赤芍 6 克，胆南星 9 克，细辛 1 克。

功效及适应证：健脑镇静。适用于小儿痫证。

用法：水煎服，每日 1 剂。

七、调养保健

（1）坚持按时服用中药，以求治愈。

（2）患儿居室要空气流通，光线适量，不宜太亮或太暗。

（3）发作时，患儿要侧卧、松开衣领，吸出痰涎，保持呼吸通畅，防止唇舌咬伤。

（4）避免使用有兴奋作用的药物，减少诱发因素。

八、起居生活保健

（1）注意患儿的生活、衣着、情绪的调节，减少诱发因素。

（2）注意患儿劳逸结合，勿使患儿过度劳倦。

（3）患儿情绪激动时要注意劝其休息，减少激动情绪，保持冷静态度。

（4）勿给患儿增加学习压力，减轻负担，创造宽松的环境。

（5）禁止患儿到水边、高山或高处，独自在火塘边玩耍，外出应有大人陪伴，结伴而行，防止突然发作，造成意外。

九、饮食保健

（1）忌食刺激有兴奋作用的饮食，如吸烟、渴酒、饮茶等。

（2）忌食高脂肪、过酸、高蛋白质、过辣食品。

（3）保持大便通畅，多食新鲜蔬菜。

（4）小儿痫证缓解期（休止期）选用具有补益功效的原料烹调而成的食品，如蛋黄等。

十、小儿痫证的保健食谱

1.猪心菖蒲汤

配方：鲜猪心1具，石菖蒲30克，猪脚1个，盐适量。

功效及适应证：养心开窍。适用于小儿痫证缓解期（休止期）调理。

制法：将各味分别洗净，猪脚砍成细块，鲜猪心用刀剖开，纳入研末的石菖蒲，加水适量，放锅煮至猪脚烂，放入盐即可。

用法：喝汤，吃猪脚肉及心。

2.羊脑炖桂圆

配方：羊脑1具，龙眼肉（桂圆肉）25克。

功效及适应证：养心安神。适用于小儿痫证缓解期（休止期）调理。

制法：先将羊脑用开水烫过，除去羊脑表面薄膜，放入煲内，加龙眼肉，加水适量，煮至羊脑熟。

用法：喝汤吃羊脑及龙眼肉。

第十四章
小儿夏季热

小儿夏季热是婴幼儿期夏季常见病证。是以入夏以来长期发热不退，口渴多饮，尿多，汗少或汗闭无汗为特点。多发于夏季，无论年龄大小都可以发病，但以2～5岁的学龄前幼儿多见，病后能及时诊治，预后多良好。无后遗症。无传染。以6月、7月、8月三个月最多，与大气气温有密切的关系，随着天气的波动而波动，天气越热，人体的体温越高，秋凉后症状不治而减轻乃至消失。有的患儿可连续数年发病，但比前一次的症状要轻。

中医原无此病名，近代名医徐小圃通过长期观察，于20世纪50年代提出使用本病病名，并提出上实下虚是其主要病机，创立了温下清上的治疗方法。西医则称为暑热症。近年又有称为多尿综合征或发热口渴多尿综合征的。

本病发病的主要原因是小儿体质虚弱，机体不耐夏季暑热。

一、诊断依据

（1）发病年龄：多发于学龄前期的幼年期，以2～5岁为明显。

（2）发病季节：入夏以后，6～8月份。

（3）临床特征：入夏以后长期发热不退，口渴多饮，少汗或无汗，机体温度随气温而波动。

（4）实验室检查：无特殊变化，排除其他感染性疾病。

二、中医证治

自 20 世纪 50 年代起，除近代名医徐小圃提出上实下虚证型外，长期以来中医儿科教科书多将本病分为邪伤肺卫及上实下虚证两个类型，但根据中医理论及其临床表现，近年来，不少学者提出了新的证类。

1. 暑伤肺卫证

主要症状：入夏以来，持续发热不退，随气温波动而波动，口渴引饮，饮而不止渴，多尿、尿频，少汗或无汗，皮肤干涩，食欲不振，神疲乏力，舌红苔薄黄，脉细数。

治疗：清暑益气。

方药：（1）清暑益气汤加减　太子参 10 克，黄芪 10 克，麦冬 8 克，知母 6 克，竹叶 6 克，甘草 6 克，荷梗 6 克，生石膏 20 克，西瓜翠衣 10 克，粳米 10 克。

用法：水煎服，每日 1 剂。

清暑益气汤有 2 个方剂，即《瘟热经纬》清暑益气汤和李东垣《脾胃论》清暑益气汤：黄芪、人参、白术、当归、橘皮、苍术、升麻、泽泻、炒神曲、葛根、五味子、甘草。为治疗脾虚、脾湿不化，身热头痛，口渴自汗，四肢困倦，不思饮食，胸满身重，大便溏烂，小便短赤，苔腻，脉虚者的方剂，临床多用于小儿夏季热脾虚湿困者。

小儿夏季热初期多用《瘟热经纬》清暑益气汤加减。或龙齿降热汤：生龙齿、象牙丝、白参、青蒿、生薏苡仁、石斛、白薇、蝉蜕、西瓜翠衣加减。

（2）热甚者用人参白虎汤加减　太子参 10 克，生石膏 20 克，知母 6 克，粳米 10 克，甘草 6 克，荷叶 6 克，麦冬

10克，生地黄8克。

用法：水煎服，每日1剂。

2.伤暑夹积证

主要症状：本证多见于原有积滞，入夏以后兼患此病。症见入夏以后长期发热不退，口渴多饮，尿多，无汗或少汗，食欲不振，腹胀满，大便不调，或暑泻，舌淡苔薄，脉浮弱或濡。

治疗：清暑去积。

方药：清暑消积合剂加减　香薷3克，南沙参10克，连翘6克，白茅根8克，焦白术8克，五味子5克，麦芽8克。

用法：水煎服，每日1剂。

3.上实下虚证

主要症状：本证多见于疾病的中后期或患儿久泻兼患此病。症见患儿精神萎靡不振，面色苍白无华，下肢清冷，食欲明显减退，小便清澈如水，频数无度，大便多稀薄，舌淡苔少，脉濡细或伴有虚烦不安。

治疗：温下清上，护阴潜阳。

方药：临床上多用徐小圃的治疗及其提出的温下清上汤加减：龙齿10克，白莲须6克，西洋参8克，桑螵蛸8克，附子3克，象牙丝10克，莲荷或荷叶6克。

用法：水煎服，每日1剂。

三、外治法

鲜蕉叶垫睡法

高热甚者，取新鲜芭蕉叶一张，铺平整，让患儿睡卧于鲜芭蕉叶上，若蕉叶变黄，则另换一张，垫至降温。

四、名医、专家治疗经验

（1）上海中医文献馆董廷瑶研究员经验：暑热夹湿者，用清水豆卷、荷叶包六一散各 12 克，金银花、菊花各 9 克，连翘、赤苓、浙贝母、黑栀子、鲜藿香、鲜佩兰各 9 克，鲜芦根 30 克，枣仁 6 克，厚朴 3 克，暑入阳明治当重剂白虎汤以清泄湿热；暑热伤气，宜用清暑益气汤合酸甘敛阴药物；暑耗少阴治宜温阳养阴，药用附片、菟丝子、生扁豆、天花粉、青蒿、缩泉丸各 9 丸，孩儿参、乌梅各 4.5 克，川黄连 1.5 克。另用蚕茧 5 枚，红枣 10 枚，煎水当茶饮，可收良效。

（2）福建中医学院盛国荣教授治疗经验：用自拟的经验方消夏汤。孩儿参、茵陈、泽泻、半夏、苍术、茯苓、青皮、谷芽、麦芽、甘草。盛教授认为，孩儿参产闽中，味甘、微苦，功效润肺降火，补脾利湿，是治疗夏季热的理想药物；茵陈、泽泻清暑热而利水，半夏燥脾湿而和胃，茯苓、甘草健脾胃而化湿，谷芽、麦芽、青皮消滞而理气，脾胃健则运化如恒，暑热清阴火迫退。

五、效方、单方

1. 清热保津汤

组成：西洋参（或南沙参）10 克，麦冬 8 克，鲜生地黄 8 克，鲜石斛 8 克，连翘 6 克，竹叶 6 克，白茅根 8 克，白薇 6 克，人参叶 6 克，西瓜翠衣 10 克。

功效及适应证：清暑解热，保津生津。用于夏季热早期，暑伤肺卫型。渴甚加天花粉、五味子；热甚多汗加生石膏、知母；神倦加黄芪。

　　用法：水煎服，每日 1 剂。

　　2.蚕茧红枣汤

　　组成：蚕茧 5 枚，红枣 10 枚。

　　功效及适应证：清热解毒。用于夏季热各型。

　　用法：水煎当茶饮。

六、调养保健

　　（1）小儿居室要保持空气流通、凉爽，使用电风扇时风力要柔和适当，不要对着吹。最好不使用空调。

　　（2）发热是小儿夏季热临床的一个特征，若因高热不退而出现惊跳或烦躁时，可以适当地运用温水浴。帮助降体温，不宜多用凉水洗浴，以免受凉。不宜长期使用抗生素类药物。

　　（3）小儿夏季热是由于小儿素体虚弱，不能耐受夏季酷热天气所致，所以预防及护理是治疗本病的关键，要适当加强体格锻炼，提高抗病能力。

　　（4）如果小儿上一年发生小儿夏季热，在夏季来临前注意做好防暑降温工作，保持小儿居室通风凉爽。必要时异地避暑，把小儿送到凉爽的地方生活、度假。

七、饮食保健

　　（1）饮食以富含营养，软而易消化的为佳，注意补充水分、无机盐、维生素等。

　　（2）忌油腻、生冷、煎炸熇灼食品。

　　（3）在患病期间，宜多吃一些清凉的食品，如冬瓜汤、瘦肉炒丝瓜或瘦肉丝瓜汤、炒苦瓜、水豆腐汤等。

八、小儿夏季热的保健食谱

1. 荷叶粥

配方：鲜荷叶 20 克，大米 100 克。

功效及适应证：清暑解热，健脾和胃。适用于小儿夏季热暑伤肺卫证及暑伤脾胃。

制法：先将鲜荷叶、大米分别洗净，将鲜荷叶切成小片，大米洗净入锅，加水适量，煮至半熟加入鲜荷叶，继续煮成粥即可。

用法：做主食，1 餐吃不完分 2 餐吃。

2. 冬瓜水豆腐鸡蛋汤

配方：黑皮冬瓜 300 克，水豆腐 50 克，鸡蛋 1 枚，盐适量。

功效及适应证：健脾利湿，清热保津。用于小儿夏季热各期（型）。

制法：先将黑皮冬瓜洗净，连皮切成小块，将水豆腐入锅加水，煮至将熟加入冬瓜块煮至熟，把鸡蛋打散，入锅煮成汤，加调料即可。

用法：午餐或晚餐当菜肴。

第十五章
小儿低热综合证

　　小儿低热综合征，是指小儿自觉手足心或全身发热，但测体温，腋下体温在 37.1～38.5℃，且持续 2 周以上的，称低热综合征或小儿低热症。小儿低热综合征多见于病后失调，体质虚弱的小儿。因以低热为主，多伴有虚弱的症状，又叫虚热。

　　小儿结核病、慢性扁桃体炎、慢性鼻窦炎、病毒性心肌炎、慢性活动性肝炎等慢性感染性疾病，或佝偻病、食积（积滞）、贫血、慢性白血病、系统性红斑狼疮等非感染性疾病也可以出现长期低热。小儿低热综合征是指排除以上疾病出现的低热。但以上疾病所出现的低热亦可按中医的辨证施治的办法，进行中医中药治疗。

　　小儿低热综合征，若能及时诊治，预后良好，不影响小儿的生长发育。

一、诊断依据

　　（1）主要症状：小儿自觉手足心或全身发热（灼热），但测量体温、腋下体温在 37.1～38.5℃，连续 3 天以上。

　　（2）或伴有精神不振，食欲不振，身体困倦，汗出者。

　　（3）排除以上器质性疾病者。

二、中医证治

1. 气虚发热

多见于病后失调或素体虚弱的病儿。

主要症状：低热，早热暮凉，或暮热早凉，自汗，活动加剧，困倦乏力，气短懒言，面色萎黄或㿠白，食欲不振，睡眠不良，舌淡苔薄白，脉虚弱，指纹浅淡。

治疗：益气健脾。

方药：补中益气汤加减　黄芪 10 克，党参 10 克，白术 8 克，当归 6 克，麦芽 10 克，浮小麦 10 克。

用法：水煎服，每日 1 剂。

2. 阴虚发热

主要症状：低热，午后热显，颧红，口渴咽干，欲饮而饮不多，五心烦热或烦躁不安。夜睡不宁，自汗或盗汗，以胸、腹为多，大便结，小便短赤，舌红少苔，或剥苔，脉细弱或细数。

治疗：养阴清热。

方药：玉女煎或清骨散加减。

（1）玉女煎（《景岳全书》）加减　桑白皮 8 克，麦冬 8 克，生地黄 10 克，玄参 8 克，知母 6 克，青蒿 8 克，龟甲 10 克，甘草 6 克，白薇 6 克。

（2）清骨散（《证治准绳》）加减　地骨皮 8 克，银柴胡 8 克，鳖甲 10 克，知母 6 克，青蒿 8 克，胡黄连 8 克，甘草 6 克，浮小麦 10 克。

用法：均水煎服，每日 1 剂。

3. 食积发热

多见于恣食肥甘或暴食暴饮之后，或乳食失节的小儿。

主要症状：低热，肚腹热甚，以手扪身体如燔炭灼手，常喜卧凉处，口渴尿赤，腹胀拒按，嗳气腐酸，暮热早凉，舌红苔厚，脉数，指纹青紫。

治疗：清热导滞。

方药：清热导滞汤加减　胡黄连 6 克，青蒿 6 克，地骨皮 6 克，牡丹皮 7 克，槟榔 8 克，山楂 8 克，厚朴 3 克，炒麦芽 10 克，大腹皮 6 克。

用法：水煎服，每日 1 剂。

4. 湿热困脾

多见于小儿素有脾胃虚弱，复感外邪（湿邪），脾湿难化，湿（邪）遏卫气，见于夏季感冒。

主要症状：低热缠绵不退，微恶风寒，食欲不振，腹胀，头重头晕，肢倦胸闷，口渴不欲饮，咽痛或伴有咳嗽，咽红，舌红，苔腻，脉濡数。

治疗：化湿清热。

方药：藿朴夏苓汤加减　藿香 3 克，厚朴 3 克，法半夏 6 克，茯苓 10 克，薏苡仁 10 克，葛根 10 克，泽泻 6 克，麦芽 10 克，砂仁 3 克。

用法：水煎服，每日 1 剂。

三、名医、专家治疗经验

南京中医药大学教授，当代中医儿科专家江育仁巧用桂枝加龙骨牡蛎汤治愈小儿低热症，认为本方温中寓阴，补而不滞，畅而不克，有顾护脾胃之意。

四、效方、单方

青蒿鳖甲汤（《温病条辨》卷二方）

组成：青蒿、知母各 6 克，鳖甲 15 克，生地黄 12 克，牡丹皮 9 克。

功效及适应证：养阴透热。用于小儿低热各期。

用法：水煎服，每日 1 剂。

五、调养保健

（1）患儿感觉手心足心或全身灼热，必须测量体温。

（2）患儿发热时容易出现烦躁不宁，家长要耐心密切观察患儿的面色、神态、肤色等的变化。

（3）如果出现发热，腋温不超过 39℃，不必马上给退热药，应请教医师，在医师指导下应用。应先鼓励患儿多饮开水。

（4）按时服药，患儿服中药如果味苦，可适当加糖（最好是冰糖）调味。

六、起居生活保健

（1）正在发病的患儿宜卧床休息，汗出者拭干汗水以免捂汗感冒。

（2）患儿发热时，不宜吹空调降温，使用电扇亦不宜直接吹凉。

（3）患儿居住环境保持安静舒适，温度适宜。

（4）衣着不要过厚或紧裹，影响散热。

七、饮食保健

（1）患儿发热，体内消耗增加，水分消耗也增加，消化液分泌减少，肠蠕动减弱，食欲减退。应补充维生素及无机盐，供应适当的热能和蛋白质、维生素丰富的食品，如米粥、奶粉、水果等。

（2）患儿发热时，不宜随意增加患儿未食过的食物，以免肠胃消化功能紊乱，引起腹泻。

（3）患儿发热期间宜进食流质或半流质饮食。

八、患儿低热综合征的保健食谱

1. 荷叶粥

配方：鲜荷叶 1 张，大米 30 克，糖适量。

功效及适应证：清热健脾。适用于小儿低热、厌食等。

制法：先将鲜荷叶、大米分别洗净，鲜荷叶入锅加水适量，煮取 500 毫升，加大米，按常规法煮成粥，加糖适量（甜为度），搅匀。

用法：趁温随意吃。

2. 扁豆、荷叶翠衣汤

配方：白扁豆 10 克，荷叶 10 克，西瓜翠衣 6 克。

功效及适应证：健脾祛湿。适用于小儿发热，夏季热。

制法：将上药分别洗净入锅，加水 300 毫升，煎取 250 毫升。

用法：当茶饮，每日 1 剂。

第十六章
小儿汗证

汗是人体代谢产物之一，天气炎热，穿衣过多过厚，被子盖得过厚，或剧烈活动，进热食、辣食之后，都容易出汗较多，这种汗出属正常的生理现象。小孩突受惊吓而出汗也不算病态。

小儿汗证是指小儿在安静的状态下，如静坐、静卧，身体的某部位或全身出汗很多，叫小儿汗证。是小儿常见的一种病证，又叫虚汗。睡时汗出很多，醒来汗止的叫盗汗；在安静的状态下汗出很多的叫自汗。小儿常常盗汗，自汗兼见，或今天自汗，明天盗汗，很难截然分开，故统称小儿汗证。

常说阴虚盗汗，阳虚自汗。这种说法在小儿汗证不明确，也不科学，应该说阴虚多盗汗，阳虚多自汗。多即多见也，阴虚多见盗汗，阳虚多见自汗。

小儿汗证多见于学龄前的小儿，如果不是因结核病出汗的，大多预后良好。对小儿的生长发育影响不大。即便是因结核病汗出，如能及时治疗，预后也是良好的。

一、诊断依据

（1）临床症状：小儿在安静状态下身体的某一局部或全身汗出很多。

（2）排除维生素 D 缺乏性佝偻病、结核感染、风湿热、传染病等引起汗出的疾病。

二、中医证治

1. 营卫不和

多见于急性扁桃体炎、小儿肺炎、麻疹等发热后。

主要症状：自汗或盗汗，以自汗明显，汗出遍身，怕凉怕风，精神疲倦，胃纳不佳，不发热或低热。舌淡红，苔白薄。

治疗：调和营卫。

方药：黄芪桂枝五物汤加减　黄芪 10 克，桂枝 2 克，白芍 6 克，白术 8 克，浮小麦 10 克，炙甘草 6 克，龙骨 10 克。

加减　神倦，面色少华者加党参、淮山药；不渴尿黄，虚烦不眠者加石斛、芦根。

用法：水煎服，每日 1 剂。

2. 表虚不固

主要症状：全身盗汗或自汗，动则益甚，面色少华，肢端欠温，汗出身凉，少气乏力，登高气短，食欲不振，平时容易感冒，舌淡苔少，脉细弱。

治疗：益气固表。

方药：玉屏风散加减　黄芪 10 克，白术 6 克，防风 6 克，甘草 6 克，龙骨 10 克，浮小麦 10 克，糯稻根 10 克，鸡内金 6 克。

用法：水煎服，每日 1 剂。

3. 气阴不足

主要症状：汗出以盗汗为主，汗出较多，形体消瘦，神萎，心烦少寐，难入睡，常有低热或手足心灼热，哭声嘶哑，唇红干少津，舌淡或淡红，苔薄白或薄黄。脉细数。

治疗：益气养阴。

方药：（1）生脉散合甘麦大枣汤加减　太子参 10 克，麦冬 2 克，五味子 3 克，甘草 6 克，浮小麦 10 克，麦芽 10 克。

（2）酸枣仁汤合生脉散　酸枣仁 8 克，知母 6 克，茯苓 8 克，川芎 6 克，甘草 6 克，太子参 10 克，麦冬 8 克，五味子 9 克。

用法：水煎服，每日 1 剂。

4. 脾胃积热

主要症状：时时汗出，以四肢明显或局限于四肢，口渴欲饮，汗渍黄，口气臭，大便干结，小便黄短，舌质红苔腻或厚，脉滑。

治疗：泻脾清热。

方药：泻黄散加减　栀子 6 克，防风 6 克，藿香 3 克，生石膏 20 克，甘草 6 克，车前草 8 克。

用法：水煎服，每日 1 剂。

三、外治法

（1）五倍子末敷涌泉：五倍子末 10 克，郁金末 5 克，共调匀，每次临睡前，用米醋调润，分成 2 份，压成饼，每 1 份敷 1 侧涌泉，次晨除去，用胶布固定。

（2）牡蛎粉扑剂：生牡蛎粉 30 克，每晚睡前取适量扑撒汗处，每日 1 次。

四、名医、专家治疗经验

当代中医学家，中医儿科学专家，南京中医药大学江育仁教授用桂枝加龙骨汤（龙骨、桂枝、白芍、生姜、炙甘草）治小儿汗证。认为汗证有自汗、盗汗之分，病机有自汗多阳虚，盗汗多阴虚之说，然盗汗亦未必属阴虚，自汗、盗汗各有阴阳见证。江教授认为凡非正常之出汗，皆由卫不固表，营失内守使然，故善治汗证者重在善调营卫。若见汗敛汗，阳虚助阳，阴虚滋阴，总有偏弊，江教授投以桂枝加龙骨牡蛎汤能够纠偏避弊，疗效颇佳。

五、效方、单方

1. 独圣散

组成：五倍子。

功效及适应证：收涩止汗。适用于小儿汗证各类型。

用法：取五倍子末 10 克，临睡前用醋调匀，敷涌泉或脐部，次日除去。

2. 止汗散

组成：牡蛎粉 6 克，郁金粉 24 克。

功效及适应证：收涩止汗。适用于各类小儿汗证。

用法：每晚临睡前将上药用开水适量调成稠糊状，分 2 次外敷乳中，次日除去。

六、调养保健

（1）小儿居室要通风良好，光线充足，保持适当的干燥（湿度）和温度。

（2）适当锻炼体格，增强小儿的抗病能力。

（3）小儿汗出时要及时拭干，更换衣服。必要时选用一件较贴身的背心，浸泡糯米米泔水，晒干后给患儿穿，每日 1 次。

（4）积极治疗各种急、慢性疾病，注意病后调理，保持皮肤清洁干燥，避免直接吹风。

七、饮食保健

（1）注意饮食调理，合理饮食，纠正厌食、偏食不良习惯。

（2）小儿汗出过多容易引起伤阴耗津，应补充水分和易消化吸收且富含营养的食物。

八、小儿汗证的保健食谱

1. 参芪粥

配方：党参 10 克，黄芪 10 克，大米 200 克。

功效及适应证：益气固表，利水。适用于小儿汗证表虚不固证。

制法：将 3 味分别洗干净，大米入锅，加水适量，煮至半熟，加参芪再煮成粥。

用法：午餐及晚餐当粥吃，每日 1 剂，吃至汗收。

2. 泥鳅鱼汤

配方：泥鳅鱼 200 克，油、盐各适量。

功效及适应证：补中益气。适用于小儿汗证气阴不足型。

制法：先将泥鳅鱼用热水洗去表面一层黏液，去内杂，入锅煎至微黄，加水适量煮成汤即可。

用法：当菜肴吃或空吃。

第十七章
小儿痿证

小儿痿证是指小儿肢体弛缓、软弱无力、步履艰难，且不能行走，甚则肢体肌肉萎缩或瘫痪的一种病证。

有关痿证的成因，早在《素问·痿论》就有五脏使人痿之记载，虽然不能完全包括出现痿证所有发病原因，但从中医理论来说，小儿痿证与肺、肝、肾、脾（胃）等脏腑关系最为密切。

小儿痿证多作为某一疾病的后遗症，尤其是作为西医的传染病，如流行性乙型脑炎、脊髓灰质炎、多发性神经根炎的后遗症辨治。

其实，临床上出现小儿肢体弛缓、筋脉缓弱、步履艰难的证候，均可以小儿痿证辨证治疗。

本病多见于学龄前小儿，尚处在生长发育阶段，所以对小儿的生长发育有一定的影响。故早期发现，早期治疗，预后比较良好。对某些疾病出现的后遗症，既要滋阴养血，也要顾护阳气。

一、诊断依据

（1）肢体经脉弛缓，软弱无力，活动不利，甚则肌肉萎缩，弛纵瘫痪。

（2）可伴有肢体麻木，疼痛，或拘急痉挛，严重可见排尿障碍、呼吸困难、吞咽无力等。

（3）常有久居湿地，涉水淋雨史，或有药物史，家族史。

（4）可结合西医相关疾病做相应的理化检查，有条件的可作 CT、核磁共振等。

（5）鉴别诊断：注意与痹证、风痱、震颤鉴别。

二、中医证治

1. 肺热津伤

多见于流行性乙型脑炎，多发性神经根炎出现的后遗症。

主要症状：发热多汗，热退后出现肢体软弱无力，皮肤干燥，心烦口渴，呛咳咽干，大便干结，尿黄、舌红苔黄，脉细数。

治疗：清热补气，活络。

方药：白虎汤加味　太子参 10 克，生石膏 15 克，甘草 6 克，知母 6 克，薏苡仁 12 克，牛膝 6 克，秦艽 8 克。

用法：水煎服，每日 1 剂。

2. 湿热浸淫

多见于西医脊髓灰质炎出现的后遗症及病毒性脑炎和部分多发性神经根炎而出现的后遗症痿证。

主要症状：发热或不发热，发热呈一度发热的双峰热或不退，肢痛、身痛，小便黄赤，心烦口渴，肛门灼热，热退后出现肢体弛缓，步履艰难，舌红少津，苔黄，脉滑。

治疗：清热利湿。

方药：三仁汤加减　杏仁 6 克，薏苡仁 15 克，白豆蔻

6 克，牛膝 6 克，葛根 8 克，滑石 15 克，车前子 8 克。

用法：水煎服，每日 1 剂。

3. 瘀阻脉络

主要症状：小儿肢体弛缓、痿软、麻木不仁，有时有拘挛痛感，舌紫暗，苔薄白，脉细涩。

治疗：活血化瘀，益气。

方药：血府逐瘀汤　川芎 6 克，牛膝 8 克，何首乌 8 克，当归 6 克，熟地黄 8 克，赤芍 8 克，千斤拔 10 克，鸡血藤 10 克。

用法：水煎服，每日 1 剂。

4. 脾胃虚弱

多见于病毒性脑炎，病毒性肠炎，周围神经麻痹。

主要症状：起病缓慢，渐见下肢痿软无力，甚则肌肉萎缩，时好时发，神倦，气虚自汗，面色无华，食少，大便溏，舌淡，苔白，脉细弱。

治疗：健脾益气，强筋通络。

方药：补中益气汤加减　柴胡、升麻、黄芪、党参、白术、当归、甘草。

用法：水煎服，每日 1 剂。

5. 肝肾亏虚

主要症状：肢体痿弱、弛缓，甚则肌肉萎缩，形体消瘦，膝软腰痠，耳鸣，乏力，二便不调，舌绛、苔少，脉细数。

治疗：补肾益肝。

方药：大定风珠加减　熟地黄 10 克，白芍 6 克，麦冬 8 克，生龟甲 10 克，生鳖甲 10 克，牡蛎 10 克，炙甘草 10 克，白术 10 克，山茱萸 7 克，牛膝 8 克。

用法：水煎服，每日 1 剂。

三、外治法

1. 体针

（1）上肢痿（瘫痪）

主穴：肩贞，肩髃，曲池，外关。

配穴：尺泽，手三里，合谷，内关。

（2）下肢痿

主穴：环跳，风市，血海，足三里，三阴交。

配穴：阳陵泉，阴陵泉，绝骨，解溪。

每次取主穴及配穴各 2～3 个，针，开始可取用三补一泻，或平补平泻手法，每日或隔日 1 次。

2. 外洗法

伸筋草 20 克，鸡血藤 30 克，络石藤 20 克，草乌、艾叶各 15 克，桂枝 10 克，千斤拔 20 克。

适用痿证各期，上药加水适量，煎水外洗患肢，每日 1 剂，每日洗 1 次。

四、名医、专家治疗经验

中国中医研究院西苑医院赵心波主任医师，以清热解毒、息风活络法治愈 1 例小儿脊髓灰脊炎出现的左腿瘫痪。二花（忍冬）藤、连翘、钩藤、生石膏、黄芩、桑枝、僵蚕、防风各 6 克，薄荷、桃仁、地龙各 3 克，局方至宝丹半丸，日服 2 次，治疗 2 天，能站立扶行数步，继以息风活络，通利关节之剂，生石膏 15 克，红花、嫩桑枝各 15 克，水煎服，每日 1 剂，服 15 剂，行走、玩耍自如，1 个月后，患腿完全复常。

五、效方、单方

1. 独活寄生汤（《备急千金要方》）

组成：独活、桑寄生、秦艽、防风、细辛、川芎、当归、地黄、芍药、桂枝、茯苓、杜仲、牛膝、人参、甘草。

功效及适应证：祛寒利湿，温经通络。适用于小儿痿证早期（寒湿留注经络）。

用法：水煎服，每日1剂。

2. 虎潜丸（《医方集解》）

组成：龟甲、黄柏、知母、熟地黄、当归、白芍、锁阳、陈皮、虎骨（豹骨）、牛膝。

功效及适应证：温经通络。适用小儿痿证日久者。

用法：水煎服，每日1剂，或制成丸剂，每日3次，每次2克。

六、调养保健

（1）积极做好小儿计划免疫，定时到医疗单位服小儿麻痹减毒糖丸，接受流行性乙型脑炎的预防注射，预防出现小儿痿证的疾病。

（2）做好孕妇的围产期保健，定时产前检查，避免肾精不足引起痿证。

（3）发现有可能出现小儿痿证的小儿及时隔离，排泄物应进行消毒等。

（4）传染病流行期间，小儿应少到公共场所去玩耍。

（5）劳逸结合，避免过度疲劳与受凉。

（6）小儿居室宜保持空气流通，保持清洁卫生。

七、饮食保健

（1）小儿痿证患儿的饮食要容易消化、吸收、富有营养。

（2）保持大便通畅。

（3）小儿痿证患儿可以少食多餐，但不能暴饮暴食或挑食。

（4）不要食生、冷食品。

八、小儿痿证的保健食谱

1. 茯苓淮山药红枣粥

配方：茯苓 20 克，淮山药 20 克，红枣 20 克，大米 50 克，油、盐各适量，瘦猪肉 50 克（切碎）。

功效及适应证：健脾益气。用于小儿痿证各型。

制法：先将上药前四味洗净，入锅，加水适量（约 500 毫升），煮取药汁 400 毫升；将瘦猪肉碎先用油锅炒熟，再加入药锅内，再加水适量，煮成粥。

用法：随时食用。

2. 黄芪党参猪骨汤

配方：黄芪 20 克，党参 10 克，鲜猪骨 200 克，盐适量。

功效及适应证：益脾补气。适用于小儿痿证早期。

制法：先将鲜猪骨洗净，砍成细块，黄芪、党参洗净与砍细的猪骨入锅，煮成汤，调味即成。

用法：午餐或晚餐当菜肴吃。

第十八章
小儿习惯性便秘

便秘是大便秘结、坚硬难解，排便次数减少，时间延长，或需用肥皂水、甘油栓、开塞露、番泻叶等通便的药物才能排便的一种病证。

小儿便秘可以是一种独立的病证，也可是其他疾病的发展过程中一种症状。作为一种独立的病证，应以大便难解，排便时间延长或需服用通便药物才能排便为主，排除肠道器质性疾病的一种病证。

本证一年四季均可发生，对小儿的生长发育影响不大，亦无遗传性及传染性。

一、诊断依据

（1）排便时间延长，一般3天以上才排便1次，粪便干燥坚硬，或需用肥皂水灌肠、塞甘油栓、开塞露或服食番泻叶等通便药物始能排便。

（2）大便艰难，干燥如羊粪，或伴有少腹胀急、神倦乏力、胃纳减退等。排除肠道器质性疾病。

二、中医证治

1.阴虚肠燥

多见于热病后期，热邪灼伤津液。

主要症状：大便干结、难解，粪便状如羊屎，口干欲饮，少津，神倦纳少，舌红苔少或剥苔，脉细弱或细数。

治疗：滋阴润燥，通便。

方药：苁蓉润肠汤　肉苁蓉 10 克，当归 6 克，厚朴 3 克，枳实 6 克，玉竹 8 克。

用法：水煎服，每日 1 剂。此方为玉振熹教授经验方。是润肠通便，增水行舟之剂。治 21 例婴幼儿便秘，疗效良好。

2.肠道气滞

多见于积滞的小儿食积者。

主要症状：大便艰难，欲解不得，大便干硬，常伴有腹胀腹痛，嗳气、矢气，腹鸣，食欲不振，舌淡，苔薄白，脉细弦。

治疗：健脾导滞，通便行气。

方药：六磨汤加减　木香 3 克，槟榔 8 克，乌药 6 克，枳壳 6 克，莱菔子 6 克，甘草 6 克。

用法：水煎服，每日 1 剂。

3.脾虚气弱

主要症状：大便干结，临厕无力努挣，挣则气短，汗出，面色㿠白，神倦气怯，舌淡，苔薄白，脉弱。

治疗：健脾益气。

方药：黄芪汤合润肠丸加减　黄芪 15 克，火麻仁 6 克，桃仁 6 克，当归 8 克，枳壳 6 克，生地黄 10 克，玉竹 8 克。

用法：水煎服，每日 1 剂。

4.脾肾阳虚

主要症状：大便秘结难解，腹稍胀，面色萎黄无华，或见眩晕，心悸，甚则少腹冷痛，小便清长，畏寒肢冷，舌质淡苔白润，脉沉迟或沉弱。

治疗：益气润肠。

方药：通幽汤加减 生地黄 10 克，熟地黄 10 克，桃仁 6 克，当归 6 克，甘草 6 克，升麻 5 克，肉苁蓉 8 克。

用法：水煎服，每日 1 剂。

三、外治法

敷贴疗法

材料：连须葱头 3 个，姜 1 块，盐 3 克，豆豉 15 粒。

制作方法：共捣烂做成饼。

用法：烘热敷脐部。

四、名医、专家治疗经验

（1）全国名老中医，北京儿童医院主任医师，人称小儿王，王鹏飞用自拟通便汤：钩藤 10 克，茯苓 10 克，化州橘红 6 克，灶心土（伏龙肝）10 克，甘草 3 克。实热便秘加青黛、瓜蒌；气机壅滞加丁香、藿香；脾胃虚弱加神曲、焦山楂；便秘日久加麦冬、白茅根。治小儿习惯性便秘，疗效显佳，王主任认为对于小儿来说，便秘多内腑燥热，但便秘已成，则脾气已伤，若用苦寒之品更易损伤脾胃，故应避免使用苦寒泄下及润下被动之药。

（2）李宏伟医师报道，长春中医学院王烈教授在中医辨证原则指导下，用自拟当归枳实通秘汤：当归、枳实、莱菔子、白芍、肉苁蓉、升麻为主，随证加番泻叶、黑芝麻、玄参治疗久秘 38 例，疗效满意。（《河南中医》1996）

五、调养保健

（1）小儿便秘伴有其他症状的，如腹痛、腹部包块、频繁呕吐等应及时诊治。

（2）注意培养小儿良好的排便习惯，小儿有便意要培养小儿坐便盆或排便小椅。小儿不能很快排便，家长要有耐心让小儿蹲坐，若小儿蹲坐超过 15 分钟，要让小儿休息再坐。

（3）小儿便秘原因未弄清以前，不要给小儿随便服泻药。因为泻药常对肠道有刺激作用，影响肠蠕动。使肠蠕动减少，增加便秘。

（4）注意加强体格锻炼，以增加腹部肌肉的活动，如跑步、仰卧起坐等。

六、饮食保健

（1）饮食因素是小儿便秘的重要原因，家长在平时的食谱中，根据便秘的情况，应选择 1 种改善便秘的菜肴。

（2）除要进食营养丰富的蛋类、豆类、瘦肉外，应加吃些菜泥、水果和稀粥、面条等辅食，以防便秘的发生，总之摄入的食品，要注意粗细搭配，能有效地防止便秘。应纠正小儿的偏食和吃零食习惯，多吃一些富含维生素的食物，如新鲜蔬菜等。不吃或少食香燥热的食物，如辣椒等。

（3）给小儿多食一些有利通便的食品，或有益身体的食品，如黑木耳、核桃、番薯、香蕉等。

七、小儿习惯性便秘的保健食谱

1. 苁蓉粥

配方：肉苁蓉 20 克，鲜羊肉 50 克，大米 100 克，水适量。

功效及适应证：温中健脾，润肠通便。适用于小儿便秘脾气虚弱型。

制法：先将前 3 味分别洗净，羊肉切成细块，将大米入锅，加水适量，煮沸，加入羊肉块及肉苁蓉，煮至羊肉熟烂即可。

用法：午、晚餐当主食吃。每日 1 剂。

2. 黑芝核桃散

配方：黑芝麻 50 克，核桃仁 50 克。

功效及适应证：养血润肠。适用于小儿便秘，脾胃虚弱，或肝肾阴虚，血虚动风证。

制法：上两味药研末，每次 5 克，开水送服。

用法：每日 2～3 次。

第十九章
小儿荨麻疹

荨麻疹是以风团时隐时现、皮肤瘙痒为主要特征的一种常见的皮肤病证。又叫风疹块、瘾疹。

本病经常突然发作，在任何一处皮肤，乃至全身出现大小不等，高出皮肤，形如豆瓣，或成片，边缘清楚无规则，不对称，此起彼伏的皮疹。部分患儿未经治疗有的皮疹可自行消失，有些反复发作而成为慢性。

荨麻疹，任何年龄均可发生，在小儿以学龄儿童多见，常常是骤发速愈，病因也较容易发现，但慢性者，可反复发作达数日、数年，大多不易找到病因。

一、诊断依据

（1）临床症状：突然发病，皮肤出现大小不等，形状不一的红斑，境界清楚，瘙痒，皮疹时起时没，退后不留痕迹，部分患儿可伴有腹痛、腹泻或发热等。

（2）皮肤划痕试验：呈阳性反应。

二、中医证治

1.风热犯表

主要症状：皮疹突然发作，疹色鲜红，灼热，瘙痒，遇热则甚，常有发热，咽痛，皮疹消退不留痕迹。舌红，苔薄黄或薄白，脉浮数，指纹紫，显露。

治疗：疏风清热，凉血止痒。

方药：消风散加减　生地黄 10 克，当归 5 克，防风 6 克，蝉蜕 6 克，知母 6 克，荆芥 5 克，牛蒡子 6 克，通草 3 克，甘草 6 克。

用法：水煎服，每日一剂。

2. 风寒袭表

主要症状：疹色淡白，遇寒则甚，瘙痒，恶风畏寒，得热则缓，舌紫，苔薄白，脉浮紧，指纹淡紫。

治疗：疏风散寒，养血止痒。

方药：荆防败毒散加减　荆芥 6 克，防风 6 克，白芷 6 克，羌活 6 克，蝉蜕 6 克，甘草 6 克，浮萍 8 克，何首乌 10 克，川芎 6 克。

用法：水煎服，每日 1 剂。

3. 表虚不固

主要症状：自汗出，恶风，汗出当风，则皮肤发现风团，疹如针尖至豆瓣大小不等，成批出现，极痒不止，反复发作，舌淡，苔薄，脉沉弱或沉细。

治疗：和卫固表，疏风止汗。

方药：玉屏风散加减　黄芪 10 克，白术 8 克，防风 6 克，蝉蜕 6 克，党参 10 克，浮小麦 10 克，甘草 6 克。

用法：水煎服，每日 1 剂。

4. 心脾积热

主要症状：发热或不发热，或低热，疹色红，形如云片，灼热刺痒，搔之皮肤呈条状皮疹，夜间痒甚，情绪波动或心神不宁，或有口舌糜烂，舌尖红，苔薄白，脉细数或滑数。

治疗：清心泄热，凉血止痒。

方药：天王补心丹加减　麦冬 8 克，熟地黄 10 克，生地黄 10 克，玄参 8 克，丹参 10 克，赤芍 10 克，何首乌 10 克。

用法：水煎服，每日 1 剂。

5. 气血虚弱

主要症状：疹色淡红，反复发作，发无定时，可迁延数日，甚则更长，疲劳后加重，伴有眩晕，面色㿠白，疲倦乏力，食欲不振，或伴有心悸，瘙痒难眠，舌淡，苔薄白，脉细缓。

治疗：益气养血，祛风润燥。

方药：八珍汤加减　党参 10 克，茯苓 10 克，白术 6 克，甘草 6 克，当归 6 克，熟地黄 10 克，赤芍 10 克，川芎 6 克，何首乌 10 克，白蒺藜 8 克，山楂 8 克。

或当归饮子汤加减　当归 6 克，川芎 6 克，赤芍 8 克，熟地黄 10 克，何首乌 10 克，蒺藜 8 克，乌梅 6 克，荆芥 6 克，甘草 6 克。

用法：均水煎服，每日 1 剂。

三、外治法

1. 外洗法

配方：荆芥 10 克，防风 10 克，苦参 20 克，忍冬藤 20 克，枯矾 20 克，白鲜皮 20 克。

用法：加水煎，外洗患处，日 1 剂。日洗 1～2 次。

2. 外擦方

配方：韭菜 300 克。

用法：火烘软后擦患处，日 1～2 次，日 1～2 剂。

四、效方、单方

1.抗敏方

组成：银柴胡 8 克，防风 6 克，五味子 5 克，乌梅 6 克，何首乌 10 克，甘草 6 克。

功效及适应证：疏风养血，抗过敏。适用于急、慢性荨麻疹。经药理实验提示本方有抗组胺作用，能抗过敏。

用法：水煎服，每日 1 剂。

2.凉血健脾方

组成：生地黄 30 克，猪长骨 500 克。

功效及适应证：健脾，凉血。用于慢性荨麻疹。

用法：上药洗净，猪骨头砍成小块，煲汤饮，饮汤吃骨头。每周 1～2 次，本方采自民间，临床应用疗效颇佳。

五、调养保健

（1）小儿患荨麻疹尽可能找到发病因素并去除，以免反复发作。

（2）如果发生喉头水肿引起呼吸困难，应及时治疗。

（3）注意气温的变化对本病的影响，适当调整。

（4）加强锻炼，增强抗病能力。

六、起居生活保健

（1）小儿居室要注意空气的流通，切勿直接当风，减少发作。

（2）瘙痒时要用炉甘石洗剂涂拭，或中草药外洗，不要搔抓，以免感染。禁用致敏的药物及接触致敏物质。

（3）小儿居室周围 2 米内不宜种植花类植物或有花类盆景。

七、饮食保健

（1）科学安排饮食，忌吃鱼、虾、蟹等容易致敏的海鲜类食物。

（2）慎吃姜、蒜、辣椒类等发物。

（3）注意饮食卫生，积极防治肠道寄生虫病。

（4）适当限制过量蛋白质，预防对异体蛋白质过敏。

八、小儿荨麻疹的保健食谱

1. 山楂骨头汤

配方：山楂片 10 克，猪骨头 200 克，盐适量。

功效及适应证：健脾解毒。适用于小儿荨麻疹气血虚弱。

制法：将山楂片及猪骨头洗净，猪骨头砍成细块入锅，加水适量（约 600 毫升）煮成汤，加盐调味即成。

用法：午餐、晚餐当菜肴吃。

2. 丝瓜猪肉汤

配方：鲜丝瓜 1 个（条），鲜瘦猪肉 50 克，盐、油各适量。

功效及适应证：清热解毒，通络凉血。适用于小儿荨麻疹，心脾积热及风热犯肺证。

制法：将鲜丝瓜切成短段，鲜瘦猪肉切成薄片或剁肉末；油锅烧热，入瘦猪肉煸炒，半熟时加入丝瓜段共炒，加水适量，煮成汤，加盐调味即成。

用法：午餐或晚餐当菜肴吃。

第二十章
原发性血小板减少性紫癜

原发性血小板减少性紫癜，是小儿常见的出血性疾病。以肌肤出现出血斑或出血点或伴有鼻出血，齿龈出血，甚则尿血、便血、呕血为临床特征的一种病证。多见于学龄前儿童或学龄儿童。现代医学根据发病的原因不同，将本病分为原发性血小板减少性紫癜和继发性血小板减少性紫癜，以及血小板减少性和过敏性紫癜，可反复发作，若能及时诊治可以治愈。一般预后良好。

一、诊断依据

（1）全身或四肢可见点状或斑块状出血，不高出皮肤，大小不对称，色红或青紫，压之不退色。或伴有牙龈出血，鼻出血。

（2）血实验室检查：血小板减少，出血时间延长，血块收缩不良。

二、中医证治

1.热邪伤络

主要症状：起病较急，肌肤可见斑片状或点状，色鲜红或青紫色的紫癜，不对称，不高出皮肤，压之不退色，常伴有低热，渴欲饮，或伴腹痛，关节疼痛，睡不安，食欲低下，舌红，苔薄白，脉略数。

治疗：清热凉血，止血。

方药：犀角地黄汤加减　水牛角 20 克，生地黄 10 克，赤芍 10 克，川芎 6 克，牡丹皮 8 克，马齿苋 8 克，虎杖 10 克，山楂 6 克。

用法：水煎服，每日 1 剂。

2.脾虚失统

主要症状：全身散在瘀斑或瘀点，下肢为甚，时发时止，伴有鼻衄或齿衄，颜色鲜红，或伴低热，手足心热，心烦颧红，口干舌燥，舌红少津，脉沉细或细弱。

治疗：健脾益气，养心统血。

方药：归脾汤加减　黄芪 10 克，党参 10 克，白术 6 克，当归 4 克，龙眼肉（元肉）10 克，赤芍 8 克，白芍 8 克，阿胶 10 克^{烊化}，甘草 6 克，墨旱莲 10 克，虎杖 10 克，紫珠草 6 克。

用法：水煎服，每日 1 剂。

3.瘀血阻络

主要症状：全身肌肤散在出血斑或出血点，色紫或紫暗不鲜，压之不退色，不易消失，可伴有腹痛、痞块，舌暗紫，苔薄白，脉细涩。

治疗：活血通络，祛瘀止血。

方药：桃红四物汤加减　生地黄 10 克，赤芍 8 克，川芎 6 克，红花 6 克，桃仁 6 克，鸡血藤 15 克，丹参 8 克，紫珠草 6 克。

用法：水煎服，每日 1 剂。

4. 阴虚内热

主要症状：全身散在性出血点或出血斑，或伴鼻出血，牙龈出血，低热或午后潮红，面颧红，手足心灼热，口干舌燥，大便干结，舌淡红，苔剥或少苔，脉细数。

治疗：滋阴清热，凉血止血。

方药：六味地黄丸加减　生地黄 10 克，赤芍 10 克，丹参 14 克，牡丹皮 8 克，墨旱莲 8 克。

5. 脾肾阳虚

主要症状：肌肤散在出现青紫色的出血斑或出血点，压之不退色，不对称，不痛，以下肢为著，或伴齿衄，面色㿠白，形寒肢冷，头晕气短，食欲不振，大便溏烂，精神困倦，舌淡或有瘀点，苔薄白，脉沉或沉细。

治疗：健脾补肾，生血生髓。

方药：右归丸加减　熟地黄 10 克，生地黄 14 克，淮山药 10 克，枸杞子 8 克，山茱萸 8 克，菟丝子 8 克，巴戟天 8 克，何首乌 10 克，鹿角胶 10 克^{烊化}。

用法：水煎服，日一剂。

三、针灸疗法

1. 体针

主穴：血海，脾俞，膈俞。

配穴：三阴交，足三里。

每次取主穴 2 穴，配穴 1 穴，留针 15 分钟，每日 1 次，7 天为 1 个疗程。

2. 艾灸法

取穴：腰阳关，八髎。

每次 30～45 分钟，10 天为 1 个疗程，每天 1 次。

四、名医、专家治疗经验

（1）北京市儿童医院主任医师王鹏飞根据多年的经验，注意化瘀生新，认为瘀血不化，新血不生，创立了自拟方"紫癜方"：青黛，紫草，乳香，白及；关节型加钩藤、木瓜、千年健、威灵仙；皮肤型加白芷、红花、山楂；肾型加益母草、寒水石；腹型加茴香、沉香；气血虚加黄精、何首乌。提出治疗血证，注意化瘀生新。

（2）上海第一人民医院张光斗教授，近年来观察到本病患儿除血热外，还存在瘀血现象，应重视凉血活血祛瘀，自拟凉血活血方：扦扦花、赤芍、茜草、制大黄、益母草、生地黄、茵陈、甘草。疲乏无力，舌淡胖嫩加党参、黄芪、桂枝、升麻；五心烦热，面色潮红，舌红少津或光剥加玄参、龟甲、阿胶、知母；舌苔厚加苍术、车前子、黄柏（注：原方无用量）。

五、效方、单方

1. 消斑汤 （《吉林中医药》1984 年）

组成：生地黄 12 克，牡丹皮 9 克，赤芍 9 克，黄芩 6 克，炒栀子 9 克，当归 9 克，青蒿 9 克，槐花 9 克。

功效及适应证：清热凉血，止血消斑。适用于过敏性紫癜。

用法：水煎服，每日 1 剂。

2. 生血汤

组成：黄芪 30 克，白术 20 克，何首乌 20 克，黄精 20 克，墨旱莲 20 克，阿胶 20 克^{烊化}，酸枣仁 10 克，木香 6

克，麦芽 15 克，枳壳 5 克，远志 5 克。

功效及适应证：健脾益气，补血活血。适用于血小板减少性紫癜。

用法：水煎服，每日 1 剂。

范开龙医师用本方治 24 例，疗效良好。

六、调养保健

（1）尽量找出紫癜原因，及时治疗。

（2）积极预防呼吸道感染及传染病的发生。

（3）禁止服用（使用）对血小板功能有抑制作用的药物，如阿司匹林及其制剂。如需用者应在医师指导下使用。

（4）不宜做剧烈活动。

（5）急性期出血量较多的小儿，尽量安静卧床休息，应多做安慰工作，消除紧张心理。

七、起居生活保健

（1）积极锻炼，增强体质，提高抗病能力。

（2）小儿居室要空气新鲜、流通，温度适宜。

（3）二十米内不宜有花类盆景，避免过敏引起紫癜。

八、饮食保健

（1）饮食以清淡、富含营养，易于消化吸收为原则。

（2）有呕血、便血者，宜半流质或流质饮食，忌酒及辛辣刺激饮食。可吃些有止血作用的饮食，如藕节或煲藕节等，忌粗纤维食物如韭菜。

九、原发性血小板减少性紫癜的保健食谱

1.红花生衣红枣汤

配方：红花生衣 6 克，红枣 20 克。

功效及适应证：健脾生血。适用于各期原发性血小板减少性紫癜。

制法：以上药物洗净，一起入锅，加水 600 毫升，煎取 500 毫升。

用法：当茶饮，每日 1 剂。

2.羊骨粥

配方：鲜羊胫骨 1 根，大米 30 克，红枣 10 克。

功效及适应证：健脾益气，补肾生髓。适用于原发性血小板减少性紫癜脾肾阳虚证。

制法：鲜羊胫骨砍碎，加水 500 毫升，煮取 300 毫升，去渣取汁，加红枣、大米，加水适量，按常法煮成粥即可。

用法：趁热吃，每日 1 剂。

第二十一章
新生儿硬肿症

新生儿硬肿症是指小儿出生后全身发凉（体温不升），肌肉硬肿，伴有哭声低微，吮乳困难为主要临床特征的一种病证。

本病多发生于寒冷地区，早产儿，多胎儿，或生产时天气寒冷，保暖不当，胎儿气血凝滞，或孕母素体虚弱，阳气虚衰，致先天胎元虚寒所致。

一、诊断依据

（1）孕产史：孕母素体虚弱，阳虚怕冷体质，早产儿，双胎或多胎儿，低体重儿。

（2）产伤史：产于寒冷季节或寒凉环境，保暖不当史，产伤窒息和严重感染史。

（3）临床特征：体温不升，腋下常在 35℃ 以下，四肢或全身发凉，肤色苍白或紫暗，不哭或哭声低弱，吮乳困难或拒吮乳。

（4）实验室检查：多数患儿见低血糖或血小板减少，血细胞比容升高。

二、中医证治

1. 阳气衰弱

主要症状：四肢或全身肌肤发硬、肿胀、按之凹陷，肤色苍白或暗红，僵卧少动，反应迟钝，声息低弱，哭声低或不哭，吮乳无力或拒吮乳，面色灰暗，指纹不显。

治疗：益气温阳，通经活血。

方药：参附汤加减　人参 6 克，附子 6 克，黄芪 10 克，桂枝 5 克，丹参 8 克，当归 6 克，巴戟天 8 壳。

用法：水煎服，每日 1 剂。

2. 寒凝血瘀

主要症状：全身或四肢肌肤发凉，硬肿多局限于小腿、臀部、面颊、手臂等处，皮肤不易捏起，肤色青紫或暗红，或红肿如冻伤，甚伴有鼻出血。

治疗：温阳散寒，活血化瘀。

方药：当归四逆汤加减　当归 6 克，桂枝 5 克，赤芍 6 克，细辛 3 克，炙甘草 6 克，通草 3 克，红花 5 克。

用法：水煎服，每日 1 剂。

3. 热毒郁结

主要症状：发热不痛，烦躁，面颊硬肿、青紫或暗红，尿短赤，舌红苔黄，指纹紫滞。多见于产伤或产后感染所致。

治疗：清热解毒，活血化瘀。

方药：黄连解毒汤加减　黄连 2 克，蒲公英 8 克，黄芩 6 克，丹参 8 克，红花 6 克，玄参 8 克，赤芍 8 克，川芎 3 克。

用法：水煎服，每日 1 剂。

本方多为苦寒之品，易化燥伤阴，宜中病即止。

三、外治法

1. 外涂法

取 38°～50° 白酒或鲜姜捣烂，轻轻涂擦局部。日 2～

3 次。

2. 外洗法

肉桂 30 克，附子 20 克，丹参 15 克，透骨消 30 克，加水 2000 毫升。煎取 1500 毫升，温度 30℃，倒入盆内，趁热外洗患处 10 分钟，每日 1 剂，日洗 2 次，第 2 次复渣再煎。

四、名医、专家治疗经验

（1）天津儿童医院主任医师何世英认为小儿肺体特别娇嫩，如分娩时早破水，或感受风寒，肺气失宣，阳气不得宣通，则气血不调，脾失健运，水湿侵了肌肤，形成硬肿症。结合临床经验，创立了"硬肿汤"：生黄芪、茯苓、猪苓、白术、泽泻、麦冬、白参、五味子、甘草。治疗本病，屡收佳效。

（2）上海第一医科大学徐迪三教授认为新生儿硬肿的发病在于寒邪外束，热邪阻遏于里，故采用活血化瘀、清热利湿治则，内服丹参、当归、川芎、赤芍、牡丹皮、连翘、车前子、鸡血藤煎剂。多取显效。

五、效方、单方

当归四逆汤（《四川中医》1985 年）

组成：当归、人参、丹参、附子、干姜、肉桂、炙甘草。

功效及适应证：温经散寒，通络化瘀。适用于新生儿硬肿症寒凝血瘀型、雷诺征、冻伤。

用法：水煎服，每日 1 剂。

本方乃张仲景《伤寒论》方"四逆汤"合《金匮要略》当归散去白术、川芎、白芍、黄芩加肉桂、丹参组成。

六、 调养保健

（1）复温是本病治疗方法之一，也是重要的保健措施之一，轻者将小儿放在 26～28℃的温室中，置热水袋，使其渐渐复温，提高体温，重者，有条件的，先置于 26～28℃的室温中，1 小时后置于 28℃的暖箱中，每小时提高箱温 1℃，至 30～32℃，使其体温达到 36℃左右。

（2）因地制宜，采用其他各种保暖和复温方法，在 12～24 小时使患儿体温达到正常。

（3）做好孕母的围产期保健，定时产前检查，预防早产，减少低体重儿的发生。

（4）对生后 1 周以内的新生儿，应经常检查皮下脂肪及皮肤是否有发硬情况。

（5）寒冷季节，做好新生儿保暖，尤其是早产儿和低体重儿、多胎儿的保暖工作，设法调节好新生儿居室的房间温度。最好保持在 20℃室温。

七、起居生活保健

（1）加强对患儿居室的消毒隔离，防止或减少对患儿的交叉感染。

（2）做好患儿居室保暖，使其产热而复温。

（3）患儿的衣被及尿布，要清洁柔软干爽，睡卧姿势须勤更换，预防发生并发症。

八、饮食保健

（1）应给足够的热能，促进疾病恢复，对无吸吮或吸吮能力差的新生儿患者，可采用滴管、鼻饲法给食，但不能太饱。

（2）有吸吮力的，乳母无禁忌证的，鼓励母乳喂养，每次喂乳后应及时洗净乳具。注意乳母的个人卫生。

（3）母乳喂养要坚持乳有定时，按时喂食。

第二十二章 小儿脑积水

小儿脑积水是指小儿脑容量增多，导致颅内压增高的一种病证。临床以小儿头颅增大、面色㿠白，目无光彩，精神呆滞，发育迟缓，颈项细软，前囟颅缝增宽、迟闭为特征。中医称为"解颅"。

本病病因复杂，有先天性的，如先天性脊柱裂，脑血管畸形，中脑导水管畸形；有后天的，常为感染性颅脑疾病，如化脓性脑膜炎、结核性脑膜炎未能及时诊治或治疗不当引起后遗症，脑肿瘤等。

本病多发于7岁以前学龄前儿童，若病情较轻，及时、恰当诊治，可能治愈，智力发育良好；若病因难以解除，诊治不及时，或治疗不恰当，则预后较差，部分在成年以前夭折。

一、诊断依据

（1）头颅呈普遍性均匀性增大，且增长速度较快，颅骨分离，前囟明显饱满扩大，头皮青筋暴露，颅部叩诊呈破壶音，头重颈肌不能支持而下垂，两眼下视。可有烦躁，嗜睡，食欲不振或呕吐，惊厥。

（2）CT检查：提示脑实质菲薄，脑组织面积减小，脑室增宽扩大。

（3）X线检查：可见骨板变薄，颅缝分开，蝶鞍增宽。

（4）眼底检查：可见视神经萎缩或视乳头水肿。

二、中医证治

中医无此病名，属解颅范畴。多责于肾气不足，颅脑失养，或因热毒壅盛，水停不行，积滞于脑所致，或肾虚肝阳上亢或脾虚水泛所致。

1. 肾气不足

主要症状：生后头颅明显增大，囟门宽裂，颅缝开解，面色淡白，神情呆滞，眼珠下垂呈"日落状"，头大颈细，前倾不立，食欲不振，大便稀溏，舌淡，苔少，脉弱，指纹淡紫。多见于先天性脑积水。

治疗：补肾益髓，利水消肿。

方药：补肾地黄丸加减　熟地黄 10 克，泽泻 8 克，茯苓 6 克，牡丹皮 6 克，淮山药 10 克，牛膝 6 克，鹿角霜 10 克，车前子 8 克，浮小麦 10 克。

或六味地黄汤加减　熟地黄 10 克，茯苓 10 克，泽泻 8 克，牡丹皮 6 克，山茱萸 8 克，淮山药 10 克，路路通 6 克，薏苡仁 10 克。

用法：均为水煎服，每日 1 剂。

2. 肾虚肝亢

多发于其他感染性疾病，尤其是颅脑感染性疾病继发脑积水。

主要症状：颅缝开裂，前囟增大，头额青筋暴露，眼珠下垂呈"日落"状，目无神采，神情呆滞，烦躁不安，手足心热，筋惕肉瞤，或见瘛疭，舌红口干，苔薄白或腻。

治疗：益肾平肝。

方药：三甲复脉汤加减　熟地黄 10 克，白芍 10 克，麦冬 8 克，阿胶 10 克^{烊化}，火麻仁 6 克，炙甘草 10 克，鳖甲 15 克，龟甲 15 克，牡丹皮 6 克，泽泻 10 克。

用法：水煎服，每日 1 剂。

3.脾虚水泛

多见于先天性脑积水，也有见于后天感染性疾病继发脑积水的。

主要症状：头颅增大，颅缝开解，形体消瘦，面色淡白，神倦，食欲不振，大便稀溏，舌淡，苔薄白或白厚，脉细弱，指纹淡红。

治疗：健脾益气，利水消肿。

方药：四君子汤加减　党参 10 克，茯苓 10 克，白术 8 克，甘草 6 克，桑白皮 8 克，葶苈子 6 克，防己 6 克，黄芪 10 克。

用法：水煎服，每日 1 剂。

4.热毒壅滞

多见于颅脑感染性疾病。

主要症状：头颅日见增大，前囟高胀，颅缝合而复开，两目下垂，发热气促，烦躁哭闹，面赤唇红，或见两眼斜视，四肢抽搐，大便秘结，小便短赤，舌红苔黄，脉弦数，指纹紫滞。

方药：集成沆瀣丹加减　黄芩 8 克，槟榔 6 克，枳壳 6 克，川芎 6 克，连翘 10 克，白芍 8 克，牛蒡子 8 克，生石膏 20 克，钩藤 6 克。

用法：水煎服，每日 1 剂。

三、外治法

外敷法：囟封散外敷（《证治准绳·幼科方》）。蛇蜕

50克（烧灰），防风10克，大黄5克（湿纸包，煨存性），白及10克，青黛10克，上方共研细末，用鲜猪胆汁调成糊状，涂患儿前囟；或用细辛、干姜、防风、天南星、橘核各6克，共研成细末，每次用粉末5克，用猪胆汁调成稠糊状，贴敷患儿前囟，每日换药1次。

四、名医、专家治疗经验

（1）陕西中医学院张学文教授认为脑积水"颅脑水瘀，脑络壅塞是病机之关键"，而化瘀利水、祛瘀通窍是治疗之关键。治脑积水经验方通窍活血利水汤：丹参、赤芍、桃仁、琥珀，麝香（冲服）、生姜、大枣、老葱、黄酒为引。瘀明显者加三七（冲服），或用丹参注射液2～4毫升，肌注，每日1次；先天性脑积水加鹿角胶，桑寄生；温病后期，毒瘀交加者加山羊角；抽搐者加钩藤、僵蚕等驱风止痉剂，外伤者加苏木；治疗后期加杜仲、鹿角胶、黄芪等补益肾气之品，用量根据患儿年龄而定。治数十例，一般多能治愈或控制病情。

（2）北京中医药大学徐荣谦教授，用该校、中医儿科专家刘弼臣教授经验方：钩藤、僵蚕、蝉蜕、姜黄、制大黄、金羚羊角粉治疗32例，显效13例，有效11例。

五、效方、单方

加减济生肾气丸

组成：茯苓、车前子、熟地黄各6克，白术4克，陈皮、法半夏各5克，当归10克，桂枝、甘草、山茱萸、淮山药、牛膝各3克。

功效及适应证：健脾补肾，温阳利水。适用于小儿脑积水肾阳虚证。

用法：水煎服，每日1剂。

此方为天津市儿童医院何世英主任医师方，是在原方济生肾气丸的基础上加减而成。天津医学院第二附院脑病科荣俊生，中医科张国山医师用本方治10例，有效9例（包括显效）。

六、调养保健

（1）因脾虚水泛所致的脑积水，宜控制水的摄入量。

（2）出现小儿抽搐者，应及时进行止抽处理。

（3）发现因感染出现脑积水，尤其是颅脑感染要注意隔离的时间，隔离期未结束，最好避免与别人接触，以免交叉感染。

七、起居生活保健

（1）患儿居室空气要流通，干爽。

（2）根据自己的情况，适当地进行体格锻炼，增强抗病能力。

（3）加强对患儿的教育，解除其自卑心理，鼓励努力学习。

八、饮食保健

（1）科学地安排饮食，合理喂养，饮食要富含营养及容易消化。

（2）保持大便通畅，多食有利大便通畅的食物，如核桃、新鲜水果及蔬菜等。

（3）禁食煎炒煿灼的食品。

（4）忌喝冷凉饮料。

九、小儿脑积水的保健食谱

1. 山萸肉汤

配方：山茱萸 30 克，黄砂糖适量。

功效及适应证：补肾健脾。适用于小儿脑积水。

制法：将山茱萸洗净，加水 300 毫升，煮水 200 毫升，加黄砂糖适量调味。

用法：1 次饮完，每日 1 剂。

2. 薏米赤小豆粥

配方：薏米 20 克，赤小豆 30 克，大米 300 克，黄砂糖适量。

功效及适应证：健脾利湿，消肿。适用于小儿脑积水、水肿。

制法：将前 3 味分别洗净，将薏米及大米入锅，加水适量，煮沸，加入赤小豆，煮至豆及薏米烂，成粥，加黄砂糖适量调味（甜为准）。

用法：1～2 次喝完。每日 1 剂。

第二十三章
儿童多动症

儿童多动症又称为轻微脑功能障碍综合征，是一种儿童时期常见的行为异常的疾病。以精神涣散（注意力不集中），不能自控，动作过多，冲动任性，容易被周围无关紧要的物事分散注意力，情绪、行为异常，以致造成学习困难为特征的一种病症。

本病多发生于学龄期6～12岁的儿童，学龄期是长知识，接受教育的重要时期，因此对儿童身心的健康、教育有一定的不良影响。本病的治疗并不十分困难，中医、中西医结合治疗均有较好的疗效，关键是家长和患儿本人要有耐心，坚持治疗。

一、诊断依据

（1）主要症状：活动过多和动作不协调，常不能静坐，在需保持安静的地方，多动尤为突出，注意力不集中，表现为分散、涣散，不能完成作业，不专心听讲，却会对无关刺激过多的注意；情绪改变，任性冲动，不顾后果，与别人容易发生争吵，学习困难，缺乏坚持性，学习成绩落后。

（2）体格检查和神经系统检查：有轻度的协调障碍，如对指或对掌动作掌握缓慢，对正反掌握交替动作，走直线能力较差。

（3）理化检查：脑电图检查，约半数病例可显轻度、弥漫性节律障碍。

二、鉴别诊断

（1）抽动-秽语综合征：表现为颈、面部、手足不自觉的抽动，不自觉发声及秽语。

（2）精神分裂征：多表现为孤独怪僻，恐惧，与周围人难以交往，喜静而少动。

三、中医证治

本病病因尚待明确，多数学者认为与疾病调养不当，学习负担、家庭压力过重，中枢系统感染，阴阳失和，禀赋有异的情况下心脾肾功能失调有关。因此，辨证亦未完全统一，大多从心、肝、脾、肾等脏腑辨证。

1.心脾不足

主要症状：精神涣散，注意力不能集中，神倦乏力，形体消瘦或虚胖，语言冒失，记忆力差，做事有头无尾，夜睡不佳，不易入睡，手足多动，性格多暴躁，常伴汗出，面色无华，纳少偏食，舌质淡嫩，舌苔薄白，脉弱无力。

治疗：养心健脾，益智安神。

方药：（1）甘麦大枣汤加减　浮小麦15克，甘草6克，大枣8克，茯神10克，牡蛎10克，龙骨15克。

（2）归脾汤加减　党参10克，黄芪10克，白术6克，茯神10克，甘草6克，当归6克，酸枣仁8克，龙眼肉10克。

用法：均水煎服，每日1剂。

2. 肝肾阴虚

主要症状：多动，动作笨拙，性格急躁，容易激动，冲动任性，难于静坐，注意力不集中，常伴五心潮热，盗汗，大便干结，口渴欲饮，舌红少津，苔黄或薄黄。

治疗：滋阴补肾，柔肝养阴。

方药：（1）酸枣仁汤加减　酸枣仁 8 克，知母 6 克，茯苓 10 克，川芎 4 克，甘草 6 克，百合 10 克，首乌藤（夜交藤）10 克。

（2）六味地黄丸加减　熟地黄 10 克，山茱萸 8 克，茯苓 8 克，泽泻 6 克，牡丹皮 6 克，酸枣仁 10 克，龙齿 10 克。

用法：均水煎服，每日 1 剂。

3. 心肾不交

主要症状：记忆力差，不能集中精力，自控力较差，多动难安，不专心听讲，爱做小动作，多梦遗尿，面色晦暗，纳差神倦，舌淡苔薄，脉细数。

治疗：养肝宁心，荣阴养神。

方药：（1）知柏八味丸加减　黄柏 5 克，知母 6 克，生地黄 10 克，牡丹皮 8 克，泽泻 6 克，山茱萸 6 克，茯苓 8 克，淮山药 8 克。

（2）枕中丹加味　龙骨、远志、龟甲、石菖蒲各等份。

用法：方药（1）水煎服，每日 1 剂。

方药（2）各等份共研末，每次 3 克，每日 2 次，连服 20 日为 1 个疗程。可服 2~3 个疗程。

4. 痰热内扰

主要症状：多动多语，精神涣散，烦躁易怒，任性冲动，胸闷纳差，夜睡不宁，痰多口苦，口渴多饮，大便干结，小便黄赤，舌质红，苔黄薄或黄腻，脉滑数。

治疗：清热化痰，宁心安神。

方药：温胆汤加减　法半夏 8 克，陈皮 3 克，茯苓 10 克，胆南星 6 克，天竺黄 6 克，菖蒲 6 克，竹茹 6 克，枳壳 6 克，浮小麦 10 克。

用法：水煎服，每日 1 剂。

四、外治法

针法

穴位：神门、内关、大椎、百会、心俞、太冲。

用法及适应证：每次取前三穴（为主穴）2 个，后 3 穴（为配穴）2～3 个，不留针，泻法，每日 1 次。用于心肾不交证。

五、名医、专家治疗经验

（1）当代医学家，中医儿科专家，上海中医药大学，原龙华医院院长王玉润教授认为，儿童多动症多由心脾、心肾不足，气血亏虚，阴阳失调，阴虚阳亢所致，并创立经验方，由甘麦大枣汤加首乌藤（夜交藤）养心安神，黄芪补气，当归、白芍、五味子养心补阴，柔肝，龙骨、牡蛎、钩藤平肝潜阳，使血气充盛，阴阳调和，心神安宁，多动之症得以控制。王教授的学生，上海中医药大学，曙光医院王骏彧教授用本方治 60 例，显效 42 例，好转 14 例，疗效显著（《上海中医药杂志》1982 年）。

（2）中医研究院研究员邹治文根据临床经验，认为儿童多动症以肾阴不足，阴虚阳亢（偏旺）多见，故从肾论治，以滋肾为本，兼以平肝、清心、健脾，安神益智，同时治标祛痰、化瘀等，标本同治以本为主，总结出滋肾益脑方，取得了较好疗效。方由知柏八味丸化裁而成：含黄柏、知母、熟地黄、牡丹皮、茯苓、泽泻、青黛、莲子心、九节菖蒲等。多动任性严重加龟甲；记忆力差加远志、龙骨、牡蛎、浮小麦、柏子仁；睡中惊悸，肢体多动加钩藤、龙齿、珍珠母、磁石，服药2～3个月（《中国中医儿科杂志》1994年，创刊号）。

（3）李宏伟报道长春中医学院王烈教授经验：认为本病在于肾、肝、心三脏失调，王教授用先平抑心肝之气以缓多动，稳定心神，而后重于益肾，壮其脑髓，调其阴阳，服当归、远志、郁金、白芍、牡蛎、龟甲、地龙、生地黄、珍珠母、紫贝各10克，水煎服，每日1剂。分3次服，病情稳定，复用石菖蒲、桑椹、何首乌、熟地黄、淮山药、牡蛎、白仙茅各10克，水煎服，巩固疗效，并配合耳针（《吉林中医药》1992年）。

六、效方、单方

1.枕中丹（《备急千金要方》）

组成：龟甲、龙骨、远志、菖蒲各等份。

功效及适应证：宁心安神。用于儿童多动症心脾不足者。

用法：上药各等份研末，每次3克，日2次，20日为1个疗程。

天津王定胜医师用本方治疗52例，有效48例。

2.醒脑益智汤

组成：熟地黄15克，砂仁4.5克，生龙骨20克，炙龟甲15克，石菖蒲6克，远志3克，丹参12克，益智6

克，栀子 6 克。

功效及适应证：活血宁心，安神益智。用于儿童多动症心脾不足者。

用法：水煎服，每日 1 剂。

本方乃枕中丹加味而成，徐俊冕医师用本方治 30 例，有效 27 例。

七、调养保健

（1）孕母要注意产前检查，避免早产、难产、窒息，注意防止患儿脑外伤、中毒及中枢感染。

（2）要注意患儿的教育，不打骂或体罚患儿。

（3）要培养患儿的生活规律化和优良的生活习惯。

八、起居生活保健

（1）患儿居室要空气流通，光线适量，避免过强的阳光照射。

（2）外出玩要宜有家长陪同，以免发生意外。

（3）注意休息，不让患儿玩过长时间电脑。

（4）不让患儿观看刺激性的影视产品，防止情思激动诱发多动症。

九、饮食保健

（1）保证患儿的饮食富含营养，注意补充蛋白质、水果和新鲜蔬菜。

（2）忌饮茶及吃辣物等有兴奋作用的食物，防止诱发多动症。

（3）忌过食冷饮，损伤肠胃，或甘肥厚味如巧克力、酒等，以免产生湿邪，阻滞心脾脉络。

（4）适当吃些百合、莲子糖水等有安神之物。

十、儿童多动症的保健食谱

1. 杞子百合羹

配方：枸杞子 15 克，百合 15 克，糖适量，鸡蛋 1 个。

功效及适应证：补益肝肾，滋阴安神。适用于儿童多动症肝肾阴虚型。

制法：将各药去杂质、洗净、晾干，鸡蛋去壳及蛋清，留蛋黄备用。百合用清水泡浸半天，将枸杞子、百合入锅内，加清水适量，煮至百合软烂汁稠，将蛋黄和糖拌匀，加入煮成羹即可。

用法：每天 1 剂。

2. 百合莲子汤

配方：百合 15 克，莲子 15 克，糖适量。

功效及适应证：补益肝肾，养阴安神。适用于儿童多动症，肝肾阴虚证。

制法：将百合、莲子洗净入锅，煮至莲子烂熟，加入糖，煮熟即可。

用法：当午餐或晚餐吃。

第二十四章
抽动-秽语综合征

　　抽动-秽语综合征，又叫多发性抽动症。也是一种儿童行为障碍性病证。以面部、四肢、躯干部位肌肉不自主抽动，伴喉部发出声音或秽猥语言为特征的综合征。常见的临床特征为频繁的眨眼、点头、噘嘴、皱眉、皱鼻子、耸肩、抬臂、踢腿、喉肌抽动时出现清嗓子样或干咳声，或骂人、说脏话等。烦躁易怒，部分患儿伴有多动，精神涣散，影响学习。

　　本病多发生于5～7岁的儿童，男性多于女性。

　　本病的发病原因，与遗传、胚胎发育不良等先天因素，及产伤、病毒感染、精神紧张、心情过于激动、环境改变等后天因素有关。

　　发病后，若能及时发现，及时治疗，抽动症状一般在4～6个月逐渐得到控制，不影响学习和正常生活，至青春期大部分缓解。本病需要较长时间的治疗，家长需积极配合医生的治疗。

一、诊断依据

　　本病属中医的"肝风""抽搐""瘛疭""筋惕肉瞤"范畴，本病诊断要点如下。

　　（1）具有反复发作的眼、面部、四肢、躯干肌肉多发性的不自主抽动，喉部异常发音，或不自主骂人。

（2）以上表现精神紧张时加重，睡眠时消失。

（3）神经系统检查多无异常。

（4）排除舞蹈病、手足抽动症等类似疾病。

二、鉴别诊断

（1）风湿性舞蹈病：由于风湿病变累及锥体外系，以8～12岁多见，早期以精神症状为突出，易冲动，神经过敏，喜怒无常，四肢、面部全身或部分肌肉不自主运动，发病多于链球菌感染数月之后。

（2）小儿习惯性抽搐症：是小儿功能性局部抽搐，多起于精神因素，抽搐部位比较固定呆板，多见于眼、面、颈部，如眨眼、龇牙、点头扭颈，没有抽搐时喉部发出声音，不影响注意力的集中，预后良好。

三、中医证治

目前对本病证尚待统一分型辨证，大多从中医理论和临床特点以脏腑辨证，或从痰、风、瘀为主。

本部分以中医儿科专家，北京中医药大学刘弼臣教授报道的"小儿抽动-秽语综合征中医分型辨证初探"为蓝本，结合各中医儿科学者临床报道的分型辨证类同的证型为指导分型中医证治。

1. 肾肝阴虚

主要症状：以耸肩、摇头、眨眼为主，走路不稳，伸头缩脑，皱眉眨眼，张口歪嘴，肢体颤动，口出异声，舌质红，苔黄，脉细数。

治疗：平肝息风，补肾养肝。

方药：六味地黄丸加减　熟地黄 8 克，泽泻 6 克，牡丹皮 6 克，茯苓 8 克，山茱萸 8 克，淮山药 8 克，浮小麦 12 克，白芍 6 克，酸枣仁 6 克，琥珀 3 克。分 3 次冲服。

用法：水煎服，每日 1 剂。

2. 阴虚（血虚）风动

主要症状：以眨眼、摇头、躯干肌肉抽动为主，发作无定时，受刺激时明显，纳食可，睡眠佳，时伴腹痛，腹肌抽动，舌淡，苔薄白，脉细或涩。

治疗：养血祛风，安神镇静。

方药：四物汤合甘麦大枣汤加减　当归 6 克，川芎 6 克，白芍 8 克，熟地黄 8 克，何首乌 10 克，甘草 6 克，浮小麦 10 克，茯神 10 克。

用法：水煎服，每日 1 剂。

3. 脾虚痰郁

主要症状：以四肢或躯干肌肉抽动，皱眉、眨眼、腹肌抽动为主，耸肩挺胸，伴有喉中痰鸣，纳食少思，或见胸闷气短，面色无华，精神不振，舌淡苔白腻或薄白，脉沉滑。

治疗：健脾化痰，平肝息风。

方药：温胆汤加减　枳壳 8 克，茯苓 10 克，法半夏 6 克，陈皮 3 克，党参 10 克，胆南星 6 克，川木瓜 8 克，浮小麦 15 克。

用法：水煎服，每日 1 剂。

4. 痰火扰神

主要症状：起病急骤，先有性情急躁，头面、躯干、四肢不同部位的肌肉抽动，甚或骂人，神乱无知，喉中痰音怪鸣，烦躁，口渴，睡眠不安，舌红苔黄或腻，脉弦大。

治疗：清火涤痰，平肝安神。

方药：礞石滚痰丸加减　清礞石 10 克[先煎]，黄芩 6 克，菖蒲 6 克，郁金 10 克，法半夏 8 克，陈皮 3 克，钩藤 10 克，天竺黄 10 克，鲜竹沥水 1/4 瓶[兑服]，全蝎 3 克。

5.阴虚（血虚）风动

抽搐日久，火盛伤阴，阴血内耗，即可因阴虚（或血虚）不涵木出现阴虚（或血虚）动风，筋脉躁急，也可水不制火，虚火上炎。

主要症状：面容憔悴，精神萎弱，肢体震颤，汗出便干，口渴唇红，时有喉中作响，舌红少津，脉细数。

治疗：养阴息风。

方药：（1）三甲复脉汤加减　龟甲、鳖甲、牡蛎、炙甘草、麦冬、白芍、熟地黄、阿胶[烊化]、火麻仁。

（2）养血息风汤加减　熟地黄、白芍、当归、何首乌、蝉蜕、浮小麦、百合、茯神、首乌藤（夜交藤）。

用法：二方均为水煎服，每日 1 剂。

四、效方、单方

1.血府逐瘀汤（《医林改错》）

组成：赤芍、川芎、桃仁、红花、甘草、枳壳、牛膝、柴胡、桔梗、当归、熟（生）地黄。

功效及适应证：活血化瘀。用于肝郁痰瘀小儿抽动-秽语综合征。

用法：水煎服，每日 1 剂。

张洁帆医师认为本病证属肝郁化风，瘀质潜居，风阳上扰所致。用本方治疗取得满意疗效。

2.制动散

组成：钩藤、天麻、地龙、胆南星各 1.5 克，防风 20

克，人指甲 5 克，珍珠粉 10 克。

功效及适应证：平肝息风，疏风通络。用于治疗抽动-秽语综合征肝风内动者。

用法：先将前 6 味药焙干研成细末，再加入珍珠粉混匀，装瓶备用；每次用备好的药粉 6 克，开水调润，敷脐部 4 小时换药，每日 3 次。

五、调养保健

（1）做好孕母的围产期保健、产前检查，分娩时到条件较好的公立医疗机构去，不要在家自己或请旧接生婆接生，注意早产、难产、窒息和防止小儿脑外伤、中毒及中枢感染。

（2）保证患儿有规律性的生活，培养良好的生活习惯。

（3）对患有本病的小儿要耐心的帮助教育，但不纵容，不责骂或体罚小儿。

（4）对患儿要控制激动情绪，晚上不宜观看电视太久。

（5）本病是一种慢性病，病程长，易反复发作，因此在调养期内坚持服药，以防复发。

六、起居生活保健

（1）患有本病的小儿以安静为宜，不宜过多活动或学习过度紧张。在流感流行季节少去公共场所。

（2）家长对于患有本病的小儿不宜过度操劳，少担心小儿，思想冷静开朗，处之泰然，积极配合医生的治疗。

（3）家长不要在小儿面前讨论病情，以免增加其思想负担，引起发病。

七、饮食保健

（1）要注意科学安排饮食，虽然有些抽动-秽语综合征的患儿是有身体虚弱的表现，但不应乱进补，但应与医生商议后再进补。

（2）宜选食具有滋阴平肝、安神、化痰作用的食品，如猪脑、龟、鳖、鸡蛋、鸡肉、鸭肉、金针菇、银耳、莲子等，制作要清淡可口，不要油腻。

（3）多吃新鲜蔬菜和水果，保证营养充分。

（4）不要过食肥甜厚腻食品，不吃或少吃煎炸干燥食品。少喝冷饮或饮料。

八、抽动-秽语综合征的保健食谱

1. 百合莲子汤

配方：百合 10 克，银耳 10 克，莲子 20 克，糖适量。

功效及适应证：安神镇静。适用于小儿抽动-秽语综合征。

制法：将上味洗净，莲子入锅，加水适量（约 800 毫升），煮至烂，加入百合、银耳，煮熟即可。加糖调味。

用法：午睡、晚睡前吃。每日 1 剂。

2. 天麻炖猪脑

配方：天麻 10 克，鲜猪脑一具，酒、盐各适量。

功效及适应证：平肝息风。适用于小儿抽动-秽语综合征。

制法：先将天麻洗净，切成薄片，将猪脑洗净去血，入碗中，上面放入天麻片，加酒、盐，隔水炖熟即可。

用法：午餐、晚餐当菜肴吃，每日 1 剂。

第二十五章
小儿耳、鼻疑难杂病

第一节　药毒性耳聋

药毒性耳聋是指小儿因某种病使用某种药物不当，引起毒副作用引起听力障碍，乃至完全失聪的一种病证。是耳鼻喉口腔常见的疑难杂病。又称药物性耳聋。

药毒性耳聋多因病使用链霉素、庆大霉素、卡那霉素、小诺米星等氨基糖苷类抗生素不当，如剂量过大、使用时间较长等所致。

发病后，治疗越早越好，因为初期主要是药物毒副作用损伤耳蜗中螺旋器的毛细胞，多属感应性耳聋，尚易恢复，若病势发展，听神经继续受损，变为感应性神经性耳聋，则治疗相对困难，治疗周期延长。

本病可发于任何年龄。

一、诊断依据

（1）病史：病前有使链霉素、庆大霉素、卡那霉素、小诺米星等抗生素史。

（2）主要症状：说话时嗓音提高，声音定位能力差，不能有选择倾听某人或某种意志。

（3）听力：听低声音谈话困难，听力计测试小于 55

分贝。

二、中医证治

中医文献无药毒性耳聋的病名，属"诸药毒"的范畴。多因身体虚弱，不胜药毒，药毒累及经络所致。多责之于肾、脾二脏。耳为肾之窍，有赖肾的充养，肾气通于耳，肾和则耳能闻五音，肝肾同源，互相滋养，若肾阴不足，肝失滋养，肝阳上扰可致眩晕，耳失聪。本病的发生与肝肾二脏关系最为密切。临床上多按肾精不足，脾气虚弱，气滞血瘀辨证治疗。

1. 肾精不足

主要症状：听力障碍或完全失聪，多为双侧性，面色㿠白，形体消瘦，站立艰难或不稳，夜间遗尿或多尿，尿清长。舌淡、苔白，脉沉细。

治疗：补肾益精。

方药：补骨脂丸加减　补骨脂 8 克，鹿角胶 8 克^{烊化}，熟地黄 10 克，菟丝子 8 克，杜仲 6 克，葫芦巴 6 克，磁石 10 克，石菖蒲 6 克。

或耳聋左滋丸　熟地黄 14 克，淮山药 10 克，山茱萸 8 克，牡丹皮 6 克，泽泻 6 克，茯苓 10 克，五味子 3 克，磁石 10 克。

用法：均水煎服，每日 1 剂。

2. 脾虚气弱

主要症状：耳鸣、耳聋为一侧或两侧，下蹲站起时明显，伴有眩晕，神倦乏力，纳少，食后腹胀，面色萎黄，大便或溏，舌淡，苔薄白，脉细弱。

治疗：益气健脾，开窍复聪。

方药：益气聪明汤加减　黄芪 10 克，党参 10 克，甘草 6 克，升麻 5 克，葛根 10 克，白芍 10 克，蔓荆子 6 克，石菖蒲 6 克，磁石 10 克。

"脾为后天之本，主运化""耳者，宗筋所聚也，脾气得充，上荣于耳，清阳得升，耳聪。"脾虚气弱，清阳不升，导致听力障碍或耳聋失聪也。

用法：水煎服，每日 1 剂。

3.气滞血瘀

主要症状：耳鸣、耳聋，时轻时重，或伴低热，心烦，失眠，睡不宁，舌紫暗，有瘀斑或瘀点，苔薄白，脉涩或弱。

治疗：活血化瘀，开窍复聪。

方药：通窍活血汤加减　红花 5 克，桃仁 6 克，赤芍 8 克，川芎 6 克，石菖蒲 6 克，磁石 10 克。

用法：水煎服，每日 1 剂。

三、外治法

针灸疗法

1.体针

取穴：耳门_双，听宫_双，翳风，外关_双，足三里_双，三阴交_双。

每次取 2～3 个穴，针刺，以补法为主。

2.耳针

取内耳、肝、肾、神门等穴，中等刺激，留针 15～20 分钟，15 次为 1 个疗程，每 1～2 日 1 次，用于 6 岁以上患儿。

四、调养保健

（1）做好孕母的围产期保健、产前检查，预防小儿遗传疾病的发生。

（2）积极预防孕母妊娠期疾病和小儿传染病，尽量不用或少使用链霉素等氨基糖苷类抗生素，6 岁以内禁用氨基糖苷类抗生素，若用药后出现耳鸣、嘴发麻等症状，应立即停药，进行检查。

（3）要让家长和患儿认识开发早期残余听力的重要性，及早使用助听器，进行听力及语言的训练，尽量做到"聋而不哑"。

五、起居生活保健

（1）小儿居室宜空气流通，温度适宜。

（2）注意个人清洁卫生，勤换洗衣服。

（3）有病应遵医生的交代服药，不乱服药。

（4）适当地锻炼，增强机体抵抗疾病能力。

（5）尽量少接触有害气体。

六、饮食保健

（1）小儿药毒性耳聋严格忌口。

（2）不吃生冷食品，不吃不宜吃或久食的食品。

第二节　儿童鼻窦炎

儿童鼻窦炎是指儿童鼻窦黏膜化脓性炎症，是儿科临床常见的一种病证，也是临床上常见的鼻科疾病。以鼻塞，流脓性浓稠涕，头痛或头晕为特征。根据其发病特点，临床上分为急性鼻窦炎和慢性鼻窦炎。

鼻窦炎中的急性鼻窦炎早期症状与感冒相似，特点是除鼻塞，流浓鼻涕，量多外。常伴有发热，烦躁，精神不振，食欲减退，较大儿童伴有头晕，头痛。

慢性鼻窦炎多因急性鼻窦炎未做彻底治疗，反复发作而成。

慢性鼻窦炎的临床特征是间歇性或持续性鼻塞和流黏液性鼻涕。

本病任何年龄均可发病，以学龄前儿童为多见，患病以后若能及时治疗，预后多良好。

一、诊断依据

（1）主要症状：以大量黏液或脓性鼻涕，鼻塞，头晕或头痛为主要症状，或伴全身发热。

（2）急性鼻窦炎病程较短，发病迅速，若治疗不彻底，则迁延成慢性，病程较慢。

（3）鼻腔检查：黏膜充血、肿胀，鼻腔或后鼻孔有较多的黏性脓性分泌物。

（4）血检：急性发作时白细胞及中性粒细胞增高。X线鼻窦检查：鼻窦黏膜肿胀增厚，鼻腔窄小有液平面阴影。

二、中医证治

中医无此病名，属鼻渊的范畴。鼻为肺之窍，涕为肺液，鼻腔的通畅，有依赖于肺气功能，肺气通于鼻，肺和则鼻通顺，知香臭。肺与脾在津液输布代谢中，有着相互为用的关系，肺脾功能失常是鼻窦炎发生的主要的内在因素，故中医辨证治疗多从肺、脾二脏论治。

1. 风寒犯肺

主要症状：鼻塞，鼻涕浓稠多，嗅觉失灵，恶寒发热，或咳嗽，舌淡、苔薄白，脉浮紧。

治疗：疏风散寒，肃肺通窍。

方药：苍耳子散加减　苍耳子8克（久煎），白芷6克，辛夷6克，薄荷3克，鹅不食草8克。

用法：水煎服，每日1剂。

2. 肺气不足，寒湿留恋

多见于急性鼻窦炎，治疗不彻底，变为慢性鼻窦炎初期。

主要症状：鼻塞，涕量多、色灰白，遇风寒后加重，嗅觉减弱，肢端不温，面色㿠白，伴头晕，表情冷漠，舌淡，苔薄白，脉缓弱。

治疗：健脾益气，温肺散寒。

方药：止流丹加减　细辛3克，辛夷6克，党参10克，白芷6克，诃子5克，鱼脑石10克，藁本6克。

用法：水煎服，每日1剂。

或鼻渊散加减　白芷20克，苍耳子10克，辛夷10克，藿香20克，鹅不食草10克，薄荷10克，细辛5克，僵蚕5克，川芎5克，龙胆5克。

用法：上药焙干，研为细末，过80目筛备用，3～5岁，每日10克，6～8岁，每日15克，9～10岁，每日20克，分3次吸。

3. 肺气虚弱，湿热上熏

主要症状：鼻塞，流稠黄涕，量多，嗅觉失灵，头晕或眉棱骨痛，注意力集中困难，头痛，食欲不振，大便溏薄，舌质淡、苔黄腻，脉滑数或濡数。

治疗：本证脾虚为本，湿热上蒸为标，标本兼治，健脾助运治其本，清热利湿治其标。

方药：六君子汤加减 党参 10 克，茯苓 10 克，桑白皮 8 克，白芷 5 克，鹅不食草 10 克。

用法：水煎服，每日 1 剂。

三、名医、专家治疗经验

1. 参苓白术散加减 (《四川中医》1994 年)

组方：党参 15 克，黄芪 15 克，白术 10 克，茯苓 10 克，薏苡仁 12 克，扁豆 10 克，淮山药 10 克，白芷 10 克，苍耳子 10 克，桔梗 10 克，鱼腥草 15 克。

功效及适应证：健脾益气，祛湿开窍。用于慢性鼻窦炎。

用法：水煎服，每日 1 剂。

成都中医学院附院刘民辉教授用本方治疗 68 例，效果良好。

2. 广东省中医院李立英教授经验方

李立英教授认为正虚为本，用玉屏风散加减：黄芪、白术、防风、蝉蜕、白芍、地龙干、辛夷、糯稻根、大枣、紫菀、茯苓。扶正祛邪治疗本病，效果良好。

四、调养保健

（1）积极防治感冒、急性鼻炎、扁桃体炎等鼻窦近邻器官疾病。

（2）清洁鼻腔，去除遗留浓涕。让患儿多侧头活动，或低头，有利于鼻窦内浓液排出。

（3）鼻腔滴药时，应使患儿鼻孔尽量朝上，滴药后则使滴鼻一侧耳朝下，使药液进入一侧的鼻窦开口，滴完一侧，再滴另一侧。

（4）注意擤涕方法。最好是用抽吸法将鼻涕吸到咽部再吐出，或两侧鼻孔分别擤涕。切忌捏紧两侧鼻孔同时擤涕，以防止将浓涕挤进咽鼓管而并发中耳炎。

五、起居生活保健

（1）患儿居室宜空气流通、新鲜。

（2）夏天炎热时，使用电扇最好用"鸿运扇"，尽量少使用或不用空调。勿对着患儿直吹。

（3）适当加强体格锻炼，增强抗病能力。

（4）晨练要注意气候变化。

六、饮食保健

（1）小儿鼻窦炎患者，大多伴有食欲不振表现。如出现食欲不振，不宜逼迫患儿进食，要注意做到色香味俱全，刺激患儿食欲。

（2）患儿在发病期间，宜少食一些发物食品，如大豆制品等，多食一些有利通窍的食品，如葱、紫苏等。

（3）患儿的食品宜温食，不宜吃生冷食品。

七、儿童鼻窦炎的保健食谱

儿童鼻窦炎无需严格禁忌饮食，但作为保健食谱，可选择如下食谱。

淮山药白扁豆粥

　　配方：鲜淮山药 250 克，白扁豆 50 克，紫苏叶 10 克。

　　功效及适应证：健脾祛湿，温中通窍。用于小儿慢性鼻窦炎脾肺虚弱型。

　　制法：先将 3 药分别洗净、切碎。将前 2 味入锅，加水适量，照常法煮成粥，趁热加入紫苏叶。

　　用法：午餐、晚餐吃，每日 1 剂。